U0235554

质控工具
在护理管理中的应用

主　编　简伟研　么　莉

编　委　吴志军　朱秋芬

秘　书　沈宇驰

人民卫生出版社

图书在版编目（CIP）数据

质控工具在护理管理中的应用／简伟研，么莉主编
. —北京：人民卫生出版社，2020

ISBN 978-7-117-28609-1

Ⅰ.①质…　Ⅱ.①简…②么…　Ⅲ.①护理–质量管理　Ⅳ.①R47

中国版本图书馆 CIP 数据核字（2020）第 018381 号

人卫智网	www.ipmph.com	医学教育、学术、考试、健康，购书智慧智能综合服务平台
人卫官网	www.pmph.com	人卫官方资讯发布平台

版权所有，侵权必究！

质控工具在护理管理中的应用

主　　编：简伟研　么　莉
出版发行：人民卫生出版社（中继线 010-59780011）
地　　址：北京市朝阳区潘家园南里 19 号
邮　　编：100021
E - mail：pmph @ pmph.com
购书热线：010-59787592　010-59787584　010-65264830
印　　刷：北京顶佳世纪印刷有限公司
经　　销：新华书店
开　　本：710×1000　1/16　印张：14
字　　数：201 千字
版　　次：2020 年 3 月第 1 版　2024 年 4 月第 1 版第 6 次印刷
标准书号：ISBN 978-7-117-28609-1
定　　价：58.00 元

打击盗版举报电话：**010-59787491**　E-mail：**WQ @ pmph.com**
质量问题联系电话：**010-59787234**　E-mail：**zhiliang @ pmph.com**

前　言

全面深入实施健康中国战略,贯彻落实《关于促进健康服务业发展的若干意见》《关于促进护理服务业改革与发展的指导意见》等文件精神,必须重视提高护理管理的质量和水平。当前我国护理业正在步入快速发展期,高品质的照护不仅是社会的期盼,还是行业的追求。铸造卓越的品质,要不断地识别质量问题、深入探求背后的成因、选择恰当的对策、持续改善照护过程,努力满足人民群众多样化、差异化的健康服务需求。因此,护理质量管理越来越受到关注。

护理管理所面对的问题纷繁复杂,质量控制(Quality Control,QC,简称质控)更是如此。护理管理者希望在质量问题刚有苗头时就能够把握住,避免酿成严重事件;希望在影响质量问题的复杂因素当中,把握住重点;希望处理质量问题的举措有针对性且高效,能够做到事半功倍;也希望准确地评判品质管理举措实施的效果,为后续的工作作出正确的决策。

质量管理工具正是应管理者的这些希望而产生的。随着人类不断的实践,这些管理工具被不断地筛选、优化和沉淀。那些被优选而积累下来的质控工具,正如我们生产和生活中常用的工具(榔头、扳手、钳子等)一样,在我们护理管理工作中恰当使用这些质量管理工具,便可以渡过难关。

近年来,我们组织并参与了大量护理质量管理的培训活动。在这个过程中,我们深刻体会到,掌握质量管理工具是每一位优秀护理管理者的必修课。那些用管理工具武装头脑的管理者,在分析问题、解决问题方面自然而然地显示出自信和淡定的风度,他们的管理智慧随着管理工具应用而自然而然地流露,他们在管理效能上的优势也自然地显现。

与此同时,我们也发现,质量管理工具被生搬硬套的情况比较多见,这反映出大家对质控工具的使用场景和使用方法仍然不得法,甚至有不少误区。这些误区让质量管理工具的效能大打折扣。在质控工作实务中,因为管理工具使用失当导致问题错判、措施误选、事倍功半的情况时有发生。有些管理者在经历了类似的挫折后,甚至对应用管理工具失去信心,又回到经验管理的老路上。

为避免发生这些情况,我们综合了近年来开展护理质量管理研究和实践的经验,撰写了《质控工具在护理管理中的应用》。本书从众多的质量管理工具中筛选出对护理质控有独特帮助的若干工具,介绍其特征及使用方法,结合具体实例,多角度展现质控工具的应用场景和使用方法。希望通过对质量管理工具系统梳理,帮助管理者正确理解和恰当使用这些工具,让这些质量管理工具在护理质控实务中发挥应有的作用,让科学管理的信念和方法真正融入护理管理当中。

限于我们的经验和水平,书中难免有纰漏和不足,恳请读者斧正。

编　者

2019.9

目　录

第一章

绪　　论

一、管理需要工具

制作和使用工具的能力是作为万物之灵的人类所特有的。在人类发展的进程中,发明了各式各样的工具。从简单的刀、斧、绳、网,到智慧闪耀的杠杆、滑轮,再到改变我们认知的计算机、互联网、人工智能,人类借助这些工具不断突破自身的局限,飞天入地,开创一个接一个的奇迹。

管理工具是人类从事管理活动过程中开发出来的。管理工具通常不是榔头、扳手那样的"实物",而是一些独特的观察、整理和分析资讯的"方法",或者是一些独特的捕捉事物内在规律的"手段"。因此,我们也称管理工具为"手法"。管理者如果恰当使用这些"手法",便能够突破时间、空间以及自身认知的局限,提升管理效能。

越是复杂的管理,对管理者认知和精力的挑战就越大,也越需要管理工具的协助。在所有管理亚领域中,质量管理可能是涉及环节最多、影响面最广、复杂性最高的。事实上,在各类管理工具中,质量管理工具(简称"质控手法"或"QC 手法")为数最多,也最为系统。

二、质控思维和质控工具的发展

质控工具的起源是工业管理,伴随着人类生产力不断发展、工业规模不断扩大、对产品质量和成本管控①越发重视。早期的质量管理主要是靠专职的质控员对产品进行检查，去除次品，并回溯产生次品的原因。换言之，那时候的质量控制只有等产品生产完、损失产生后才去识别和处理。这显然是需要改进的。

1925 年，休哈特提出"统计过程控制（statistical process control，SPC）"理论，主张应用统计方法进行生产过程的监控，以减少对"事后检查"的依赖。1930 年，道奇和罗明提出"统计质量控制（statistical quality control，SQC）"理论，通过统计"抽样"检验方法，对产品的生产过程进行把控，以达到"预防"问题发生的目的。于是，质量管理的理念从原来的"事后"处置发展到了"过程"管控，并且有了"事先防范"的思想。这是质量管理思维上的飞跃。

又过了二十年，西方国家的市场经济发展到了黄金时期，人们对产品的品质不断提出新要求。1950 年，戴明在前人基础上更为系统和科学地提出应用统计方法管理品质的方法，并强调"持续改进"。到了 1960 年，"全面质量管理"的概念问世，质量管理不仅仅是"质控部门"的事情，而是需要所有职能部门参与并融入他们的日常工作当中。这是质量管理思维的再一次飞跃。

1970 年以后，世界经济增速的火车头从美国转到了日本。日本企业普遍接受了全面质量管理的理论，统计技术被广泛应用于企业质量管理，陆续发展出"旧 QC 七大手法"（直方图、排列图、散布图、控制图、因果图、检查表、层别法）、"新 QC 七大手法"（关联图、亲和图、系统图、过程决策程序图、矩阵图、矩阵数据分析法、箭条图）和其他优秀的质控工具。这些质控工具散播到世界各国，成为人类开展质量管理的共同财富。

---

①　"成本"与"质量"似乎是相对独立的概念，实质密不可分。人们对"质量控制"的关注，很大程度上是从"次品导致成本增加"开始的。

三、将质控手法引入护理质量管理

中国国内的质量管理同样是伴随着社会经济发展而逐步被重视。近 20 年是中国经济腾飞和产业升级的辉煌时期,也是质量管理工具被不断引入并广泛使用的时期。中国产品的质量得到了质的飞跃。时至今日,"中国制造"所代表的不仅仅是"廉价",而更多的是"物美"。

然而,国内医疗行业的质量管理,发展程度则相对滞后。在护理界,使用最多的质量管理方式还是自上而下的"督查"。回顾质量管理的发展史可以看出,这是质量管理最初期"事后处置"的模式,是无论如何都需要努力改进的。

无论是国外医疗机构的实践还是我国港台地区护理管理的先行探索,都有一个共同的经验,就是把"QC 手法"引入护理质量管理。让护理管理者学习和使用"QC 手法",能够有效改变质量管理的思路,减少对"督查"的依赖,提升质量管理的效果,甚至可能带来质量持续改进的良性循环。

2010 年以来,国内的护理质量培训中,涉及"QC 手法"的内容飞速增长。尤其在国家和地方层面的护理质量控制中心相继成立后,护理界对科学开展质量管理的探索持续深入。许多医院都开展了包括"品管圈"在内的质量管理项目和活动,纷纷使用各种"QC 手法"。现在,护理人对"柏拉图"、"鱼骨图"等"QC 手法"的名词已经不再陌生。

四、应用质控手法推动质量改善循环

质量改善是一个"循环"。从发现质量问题开始,到分析问题、寻求解决方案;而后根据内外部环境选择并实施适合的改善措施。在实施过程中,为了保证举措实施方向的正确性,通常都会安排过程监控。实施一段时间后,会对举措的效果进行评价。如果评价的结果是正向的,则坚持已开展的改善措施并巩固其效果;如果评价的结果是无效的,则重新寻找质量短板,开启新一轮的"改善循环"(图 1-1-1)。

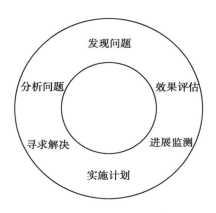

图 1-1-1 质量改善循环

著名的质量管理专家石川馨认为,企业内 95% 的质量问题,可以通过企业上上下下的员工灵活使用(旧)七大"QC 手法"而解决。在护理质量管理中引入 QC 工具,能否也能取得这样的效果,尚未有人进行验证。但可以肯定的是,"QC 手法"可以影响到护理质量改善过程的所有环节。

在发现问题阶段,管理者通过"控制图"上异常点锚定问题所在,也可以通过"查检表"的抽样分析预判问题的严重性。在分析问题时,可以借助"散布图"、"5why"法、"鱼骨图"等工具不断逼近问题的根源。在选择解决方案时,则可以借助 SWOT 等一般管理工具理清内外部环境,应用"过程决策程序图"选择最优方案。在实施质量改善的举措时,不要忘记"PDCA"的原则,合理使用"甘特图"可以标记关键环节和对应的责任人。在进展监测阶段,可以使用"控制图"观测目标事件的变化走势,也可以适时灵活使用"查检表""柏拉图"等手法进行中间阶段的评估。到了效果评估阶段,除了可以再次使用"查检表""柏拉图""控制图"等手法以外,对付复杂问题,还可以使用层别法来排除干扰因素,以保证评估结果的客观可靠。

可以看出,"QC 手法"是推动质量改善车轮运转的"助燃剂",甚至是"推动力"。管理者一旦能够熟练掌握必要的"QC 手法"并在适当的场景下灵活应用,质量改善循环便会处于高速且平稳运转之状态,改善之路也会越走越远、越走越宽。

五、用好质控工具的诀窍

(一) 树立"事先防范"的质控观念

质量管理的先驱们意欲摆脱对"事后处置"的被动的管理模式，才积极地开发各种"QC 手法"。要想掌握好"QC 手法"，护理管理者需要做的第一件事情便是要解放思想，放下对"督导"的依赖，重新思考有什么比"督导"更有效的质量管控方法。一旦开启了这样的思考，您可能很快就会想到，"有目的"的督导要比漫无目的的督导效率高。于是，您又会进一步思考，应该借助什么样的方法才能锚定问题，形成"问题导向"的督导呢？当这些问题被您陆续提出来，"QC 手法"便会自然而然地进入您的思维。

(二) 培养"以证据说话"的习惯

从"QC 手法"的功用大概可以分为两类：一是帮助管理者系统地采集数据和(或)处理数据；二是帮助管理者把分散的资讯科学地搭建成逻辑链。总的来说，"QC 手法"是帮助管理者有效地获得证据、处理证据，从而辅助决策的工具。既然如此，有意学习、引入和使用"QC 手法"的管理者，应当有意识地培养"循证决策"的习惯。在从制定工作计划起始，便注重采集数据和基于数据锁定问题，不要凭经验就轻易下判断、做决策。只有这样，才能与"QC 手法"的理念呼应；当使用者和工具的理念相符，使用起工具来便能够得心应手。

比如针对呼吸机相关性肺炎的改善主题时，通过该指标动态自我比较，查看呼吸机相关性肺炎发生率的变化趋势，从而确定是否纳入优先改善范围；同时可以通过文献查询获得该指标基线和标杆阈值，也能获知本医疗机构该指标在全行业的位置，籍此进一步决定是否作为改善重点；若呼吸机相关性肺炎作为优先改善主题启动时，通过头脑风暴、鱼骨图分析，通常会把手卫生作为原因之一，但我们不能主观的就断定手卫生是需要改善的，而需要通过实地核查，去分析手卫生依从率现状，以及与行业基线的距离，以此来判断手卫生是否为真因。

（三）建立质量管理的"整体观"

"QC 手法"有很多种,不同的"QC 手法"往往适用于不同的质量控制环节。而由于质量改善是一个连续的过程,不同的"QC 手法"虽然功能不同,但并非彼此孤立。管理者要凭借"QC 手法"取得质控的成效,通常需要掌握一套能够在各个质控环节起作用的"QC 手法",组合起来使用。更确切地讲,管理者要用好"QC 手法",首先要把握好质量的要件(环境——结构——过程——结果),并把"质量改善循环"植入思维系统。在有了这样的整体构架以后,根据不同"QC 手法"的适用场景灵活使用,让它们成为推动质量改善循环运转的加速度,让它们的效能真正服务于质量改善。

比如我们一般会利用查检表去收集数据,了解现状,然后分析收集的数据,并绘制成柏拉图;用"二八定律"帮助我们发现"重要的少数"问题,将其作为改善重点;然后利用鱼骨图进行问题的原因分析;继而用"评价法"甄别原因中的要因;用"现场核查"确认要因中的真因。然后才能去制定各项有针对性的改善措施。显而易见,整个质量改善的环节,多种质量改善工具环环相扣,形成符合逻辑链的体系,推动着质量改善的开展。

（四）驾驭工具而非受工具所累

工欲善其事,必先利其器。但能否"善其事",归根结底取决于"工"而不是"器"。"QC 手法"本身并不能解决质量问题,质量改善靠的仍然是有主观能动性、有智慧的管理者。我们学习"QC 手法",往往从"模仿"开始。跟随着实践指南和案例"照葫芦画瓢",这在学习的起始阶段无可厚非。但我们应该有一个明晰的目标,即我们学习"QC 手法"的目的不是掌握"QC 手法"的"形式",而是体会运用其背后的"道理"。例如,我们学习制作鱼骨图要先记住"人、机、料、法、环"五个维度,但记住这些维度目的是启动"逆向归因"的思维。掌握的这样的思维,我们便可以在不同场景下随机应变,有些时候是要"人、机、料、法、环"五个维度都需要考虑,有些时候则是其中三四个维度足以。

事实上,成功的质量管理,应该是"道、法、术"的统合(图 1-1-2)。质量管理的终极目的是改善病人健康,"初心"所在。每一个质量管理者,都应当把病人健康作为核心的、不变的原则放在心上,一切行动以病人的健康福祉为依归。我们修习的"QC 手法"乃至其他管理工具,为的是把这个不变的初心有章法地做好。这些管理的方法并不是铁板一块、一成不变,需要管理者在理解其原理基础上,根据需要变通。例如,"5why"法是否一定要连续追问 5 次?当然不是,追问几次视问题的复杂程度和根因之深度而定。而且,在质量管理的实务中,每个管理者都会面对不同的场景、不同的问题。那就更加需要管理者把自己的主观能动性充分调动起来,因地制宜设计改善方案,灵活地选择手法。只要我们能够固守道、熟悉法、善用术,质量管理必定有声有色,最终受益是广大的病人。

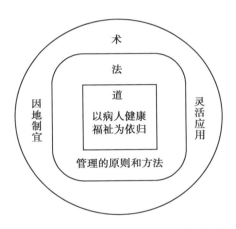

图 1-1-2 修习和应用 QC 手法的原则

六、本书的章节安排

本书系统介绍了目前应用广泛且实践表明对护理质控工作有用的各类质控工具,既包括"旧 QC 七大手法"和"新 QC 七大手法",还纳入了"甘特图"、"流程图"、"雷达图"等其他工具。希望借此机会为护理人搭建一个相对完整的"QC 工具箱",让大家在需要时能够找到相应的工具。

在介绍每一个工具时,都会先简明扼要地阐明这个工具的用途、使用方法和应用时的注意事项。然后通过多个案例从不同角度强化读者对这个工具应用场景和使用方法的理解。最后,再次画龙点睛地归纳总结这个工具的特点。务求通过这样"总——分——总"的模式帮助读者理解和掌握各种"QC 手法",通过案例把理论与实际应用紧密联结。

到了本书的最后我们单独设立了一章,总括应用"QC 手法"的通用原则,并阐述应用"QC 手法"的常见误区。这一章还给出了两个质量改善的常见案例,通过实际案例详细讲述质量改善的各个环节中如何使用不同的工具,推进质量改善的进程,让读者更为全面而系统地体会质量改善的整体观,以及把"QC 手法"融入质量改善循环的具体做法。

第二章

旧质控七大手法

第一节 查 检 表

一、概述

股神巴菲特说过一句话,"我之所以能比其他人投资更成功,不仅仅因为我有正确的决策,还有一个很重要的原因,就是我能够避免犯一些愚蠢的错误。"避免犯愚蠢的错误是股神巴菲特能够成功必不可少的因素。同样,在医疗界,通过避免犯错也可以获得非常大的成就。美国哈佛大学公共卫生学院教授、美国白宫最年轻的健康政策顾问阿图·葛文德(Atul Gawande)正是因为能够避免犯差错才被2010年《时代周刊》评为全球100最具影响力人物,而且是唯一的医生。而让葛文德有效避免犯错的仅仅是一个小小的清单。葛文德还将自己的"清单思想"写成一本书,即《清单革命》,该书已畅销全世界。

一张手术清单,让原本经常发生的手术感染比例,从11%下降到0%,被全球2 000多家医院奉为圭臬;一张建筑清单,让每年建筑事故的发生率降为不到0.000 02%;一张投资清单,竟能让一个投资组合的市值增长160%。而清单能发挥如此大威力的最主要原因,就是能帮助我们避免犯错。

人类的错误可分为无知之错和无能之错。前者是因为没有掌握相关知识引起的,一般认为"不知者无罪",情有可原;而后者是因为没有正确使用这些知识造成的,一般被认为"不可饶恕",罪加一等,因为人们不能接受"明明知道该怎么做,但却没有做到"。许多医疗不良事件或医疗事故都属于后者,而且均不被受害者和犯错者双方接受。因此解决无能之错也是医疗行业面临的难题。为什么无能之错会发生呢?原因有二:其一,人并不能把所有事情都记住,目前,人类已知的疾病超过 13 000 种,治疗方法也是数万种,医生可用药物有 6 000 多种,有 4 000 种医学和手术步骤,在重症监护状态下,每位病人平均 24 小时要接受 178 项护理操作,而且每项操作都有风险,面对如此多的事情,很难把所有的事情做到面面俱到;再者,记忆和经验会使人麻痹大意,导致"无能之错"的发生。

使用清单就可以轻松解决发生"无能之错"的原因。清单有两项作用,一是外包,指我们把大脑需要记忆的工作外包给清单,因为人在压力的情况下,大脑的记忆能力其实是非常不靠谱的;二是可靠,使用清单,就把工作流程从依靠回忆和经验,变成了一种可视化的强制约束,从而确保重要的环节不被遗漏。

清单其实已经充斥在我们的生活中,比如购物的时候,很多人会列一个购物清单,举办大型会议的时候,会列材料清单,体检的时候会有体检清单,办事后会有一个结算清单等等。我们的生活因为清单变得井然有序。

在质量改善过程中,我们也可以发挥清单带来的巨大好处。通常在质量管理中,我们称清单为查检表。查检表是一种设计用来收集数据的规范化表格,在查检时采用简单的记号填记于表格内,以便进行数据的整理、分析,或作为核对、检查之用。

查检表一般分为点检用查检表和记录用查检表。

(一) 点检用查检表

点检用查检表一般是预先制定应列入查检的项目,再据此去检查确认,以判断良好与否,常用于防止工作中的疏漏。一般点检用查检表中的所有查检项目均要求执行,如 WHO 推荐的手术安全核对表(表 2-1-1)。

表 2-1-1　手术安全核对表

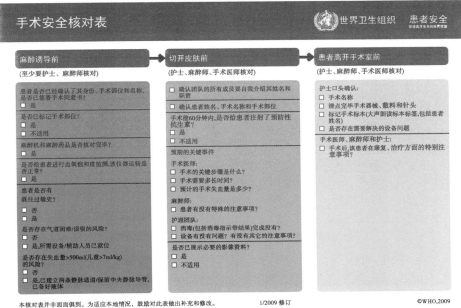

(二) 记录用查检表

记录用查检表用来收集不良事件的类型或某个事件发生的原因等事实,以了解现状,通常用于质量改善的开端,用于发现问题。如某医院护士发药错误查检表,用来记录某时期发药错误原因的类型与个数(表 2-1-2)。

表 2-1-2　某医院护士发药错误查检表

项目	日期					合计
	9. 25	9. 26	9. 27	9. 28	9. 29	
品项错误						
数量错误						
用法错误						
退药差错						
归位错误						
其他						
合计						

注:1. 收集时间:9 月 25 日至 29 日,共计 5 天。

2. 收集地点:病房各个岗位。

3. 查检人员:治疗护士。

4. 符号标记:用画"正"字的方式记录,每出现一例增加一笔。

二、应用时机

1. 记录某些特定情况,或收集特定资讯;

2. 了解某些特定事件所发生的次数、发生率等现状;

3. 收集导致某些特定事件发生的原因类型与次数等;

4. 进行日常管理,如医疗质量项目的点检,用于了解设备是否安全、操作标准是否被遵守等。

三、查检步骤及举例

由图 2-1-1 所示,查检表的制作与实施一般分为六个步骤:

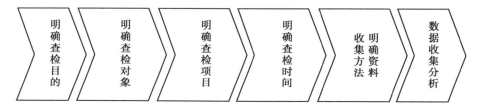

图 2-1-1　查检的步骤

1. 明确查检目的

根据现状或已选好的质量改善项目,确定查检的目的。一般查检的目的是发现问题,了解现状。如调查某段时间内普外科医护人员手卫生依从情况;调查某医院护士发药错误现状;调查某科室医护人员手卫生执行情况等。

2. 明确查检对象

根据质量改善的主题确定查检对象,对象可能是医护人员,也可能是患者,依质量改善主题的不同而不同,如要调查科室的手卫生依从情况,则对象就是普外科的所有医护人员;如要调查门诊患者的等候时间,则查检对象就是门诊候诊病人;如要调查压疮预防措施的执行情况,则查检对象就是每个住院患者。

3. 确定查检项目

查检项目的确定要遵循 MECE 法则(全称 Mutually Exclusive Collectively Exhaustive,中文意思是"相互独立,完全穷尽")。相互独立的意思是查检的项目之间要独立,不能有交叉、包含等关系;完全穷尽代表查检的项目要覆盖对象的所有可能性。

具体查检项目的确定依查检的类型而有所区别,下面分别讲述点检用查检表与记录用查检表查检项目的确定方法。

(1)点检用查检表查检项目的确定:

点检用查检表的目的主要是防止工作中的疏漏,查检的项目一般要求均要执行,每执行一项勾选一项。因此,此类查检表中的每个项目必须是工作过程中的关键环节与内容,而且一般个数不能过多,因而在确定项目内容时有较为严格的要求。

一般点检用查检表的项目设置需要查阅与主题相关的国家标准、行业指南、重要期刊文献或其他循证证据,或依据标准流程规范确定过程中的关键环节;然后由专家小组成员共识出影响结果的关键环节,将这些关键环节作为具体查检的项目。

如全国护理质量促进联盟专家小组成员在循证的基础上,针对七项护理敏感指标涉及护理过程的关键环节,制定了集束化护理措施与查检表,如表 2-1-3 和表 2-1-4。

表 2-1-3　住院患者身体约束集束化护理检查表

检查日期:　　　　　　　　　　　　检查人:

科室:	床号:		
性别:	患者姓名:		
住院号:	开始约束时间:		
请勾选是否确实执行			
1. 有住院患者身体约束的制度流程		□是	□否
2. 约束指征合理		□是	□否
3. 约束工具选择合理		□是	□否
4. 约束部位选择合理		□是	□否
5. 约束方式正确			
5.1　使用衬垫,保护约束部位		□是	□否
5.2　体位舒适,约束肢体活动度适宜		□是	□否
6. 遵医嘱适当镇痛、镇静,有效果评价		□是	□否
7. 每 2 小时评估一次		□是	□否
8. 注重对患者的人文关怀		□是	□否
9. 约束记录完整		□是	□否

表 2-1-4　预防住院患者跌倒集束化护理检查表

检查日期：　　　　　　　　　　　　　　检查人：

科室：	床号：
性别：	患者姓名：
住院号：	跌倒风险评分：

请勾选是否确实执行	
1. 有预防住院患者跌倒的制度流程	□是　□否
2. 选择合适的评估工具对进行风险识别	□是　□否
3. 评估时机正确	□是　□否
4. 环境和器物安全	
4.1　活动区地面清洁干燥	□是　□否
4.2　活动范围内无障碍物	□是　□否
4.3　夜间照明适度	□是　□否
4.4　卫生间、浴室、配餐室、走廊等设置扶手、防滑垫等辅助设施，有防滑及防跌倒标识	□是　□否
4.5　床、轮椅、平车、助行器等功能良好	□是　□否
4.6　有跌倒风险患者使用保护性床栏	□是　□否
5. 高风险患者有防跌倒警示标识，活动时有专人陪伴	□是　□否
6. 有体位性低血压副作用的药物，服用后半小时内保持卧床或坐位	□是　□否
7. 运动锻炼方式适宜	□是　□否

除通过循证方法来制定查检项目外，也可以根据标准流程图来制定查检项目。如小组成员梳理了抢救室病人入院的流程图（图 2-1-2）后，确定"电话确认，准备材料，评估患者病情，转运单的填写，准备转运物品，交接，存单"这几个环节为流程中的关键节点，制作出表 2-1-5 以作点检之用。

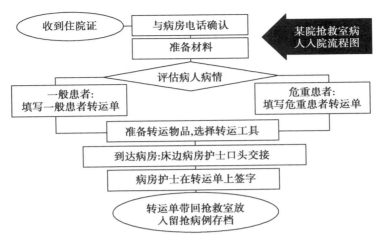

图 2-1-2 抢救室病人入院流程图

表 2-1-5 抢救室病人入院过程查检表

日期	姓名	电话确认准确	资料准备完整	病情评估正确	转运单填完整	物品准备齐全	交接内容完整	交接单存档

注：1. 已交接的内容打"√"。

2. 未交接的内容打"×"。

3. 交接不全原因请根据交接情况打"√"。

（2）记录用查检表查检项目的确定：

记录用查检表多是为了收集不良项目和不良原因的发生情况，因而对查检项目的循证性要求比较低。一般通过头脑风暴、具体操作流程、文献资料等确定不良项目或者发生某个不良项目的原因而后进行收集即可。

如某 ICU 科室想要记录非计划性拔管的发生情况，明确好可能会发生拔管的管路（如包括胃管、尿管、气管插管、深静脉导管等）就可制作如下的查检表，每天记录每张床各类导管的情况（表 2-1-6）。

表 2-1-6　某 ICU 非计划性拔管查检表

日期	1 月 1 日							
床号	胃管		尿管		气管插管		深静脉导管	
	床日	UEX	床日	UEX	床日	UEX	床日	UEX
1								
2								
3								
……								
23								
合计								

注:1. 收集时间:每日收集。

2. 收集地点:患者病床前。

3. 查检人员:当班护士。

4. 符号标记:在符合的地方填写数字"1"。

又比如某医院想查检一下护士发药错误原因的分布,通过头脑风暴及历史事件确定发药错误的原因大致有品项错误、数量错误、用法错误、退药差错和归位错误等,即可根据此制作如表 2-1-7 查检表。

表 2-1-7　某医院护士发药错误查检表

项目	日期					合计
	9.25	9.26	9.27	9.28	9.29	
品项错误						
数量错误						
用法错误						
退药差错						
归位错误						
其他						
合计						

注:1. 收集时间:9 月 25 日至 29 日,共计 5 天。

2. 收集地点:病房各个岗位。

3. 查检人员:治疗护士。

4. 符号标记:用画"正"字的方式记录,每出现一例增加一笔。

4. 确定查检时间及频率

查检的时间及频率一般在查检正式开始前是要事先确定的。查检的时间与频率直接和最终获得的样本量大小有关,通常根据查检的目的及预期样本量进行确定。点检式查检表的项目一般包含每次对应操作均需要完成的内容,时间是永久的,频率为每次操作。比如前面所讲的手术安全核查表,在进行每个人手术过程中,均需要执行手术安全核查表。记录用查检表查检的时间与频率则要和样本量关联,根据目的确定样本量,然后确定查检的时间与频率,比如想要调查手卫生依从性现状,则预估样本量至少为 200 以上,然后根据科室每天手卫生个数的实际情况,确定具体查检天数,如果要定期进行监测依从性的变化,则还要制定查检的频率。

另外,值得注意的是,如果要做质量改善前后的对比,则要求改善前后查检的时间或查检对象基数一致,比如均查检 5 天,或查检 500 个患者,或查检 500 次手卫生时刻。保证查检时间或查检对象基数一致,得来的数据才具有可比性。

5. 确定收集资料方法

这个环节要确定两个事情,一个是资料收集的方法,另一个是培训资料收集人员。资料收集的方法需要提前设定,比如查检表中记录的规则要事先确定好,是统一打√,画“正”字,还是记录阿拉伯数字。查检表一般要有记录人签字,以确定职责。资料收集人员也要事先确定并进行标准化培训。对收集人员进行培训,让各人员对查检细节的观念尽可能保持一致,以防不同人的认知不同而导致判断有所差异。另外,值得注意的事,如果要进行质量改善前后的对比,则要求对改善前后收集人员的培训也要一致,而不能因为改善过程中的内容调整了,使查检的标准不一样,导致前后的结果实际并无可比性。

6. 数据收集分析

按照计划,收集人员进行数据收集工作,此过程要遵从“现场、现物、现实”的原则,记录要实事求是,要依据事先制定的规范。数据收集后,要由专人负责数据的汇总与分析,通常后续会利用其他质量工具来进行判断,比如利用柏拉图识别出质量改善的重点。

上述介绍了查检的 6 个步骤,大家也可以利用"5W2H"原则来梳理查检表的流程,"5W2H"分别是 WHY(为什么做查检表,查检表的目的是什么)、WHO(由谁去做查检表,查检表的对象又是谁)、WHAT(查检的项目是什么)、WHERE(在什么地方进行查检)、WHEN(什么时间进行查检)、HOW(查检的方式是什么)和 HOW MUCH(查检的频率怎样)。可以看出,梳理好"5W2H"的每一项后,整个查检表的流程就很清晰了。

四、注意事项

1. 查检表的目的要明确。整个查检表的设计一定要围绕查检的目的或质量改善的目的进行。

2. 需要查检的项目要合理(查阅相关资料文献、头脑风暴法)。

3. 查检人员要进行标准培训,尽量减小查检人员的主观意愿。

4. 查检项目不要过多。

除了上述四点外,还有一项需要格外注意,就是只有适合的查检表,没有通用的查检表。不要做"拿来主义",直接把别人的查检表应用自己医院,而要根据自己医院的实际情况进行改善,符合本院的实际需求。

五、小结

1. 查检表用于记录事实,从而分析事实。

2. 一般而言,查检表是其他质量改善工具的基础,是质量改善的开端。

3. 查检的流程需要满足 5W2H 原则。

4. 查检项目的选择一般要有循证依据,遵循 MECE 法则。

5. 在质量改善的主题选定、现况把握、效果确认、解析阶段,均可以应用查检表。

第二节　直　方　图

一、概述

如何呈现护理人力的年龄结构、工作年限等信息,提示护理管理者是否应优化护理人力配置? 如何通过一组数据看护士执业环境得分情况和患者满意度得分分布情况? 数理统计学家卡尔·皮尔逊(Karl Pearson)提出了一个有用的工具—直方图(表 2-2-1)。

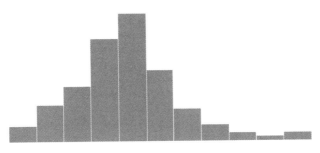

图 2-2-1　直方图

(一) 直方图的概念

直方图(Histogram)是以宽度相等的多个条柱状组成的面积,来描述各组频数的多少的图形,面积的总和相当于各组频数之和,用以描述连续性变量的整体分布情况。直方图横轴一般为连续性变量,比如年龄、工作年限、身高、体重等,纵轴一般为频数或频率。

(二) 常见的直方图类型(图 2-2-2)

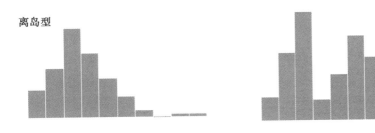

离岛型　　　　　　　　　　　　　　　　双峰型

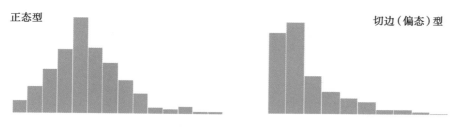

图 2-2-2　直方图类型

（三）直方图与柱状图比较

直方图和柱状图是不同的图形工具,因在临床护理质量改善中常有将柱状图和直方图混用的情况,特在此说明两者差异,见图 2-2-3。

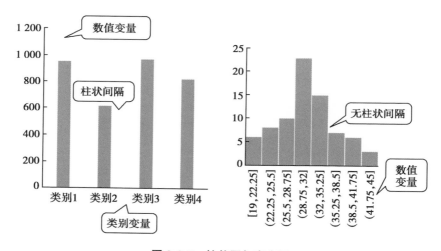

图 2-2-3　柱状图与直方图

1. 变量不同:柱状图横轴一般为类别轴,纵轴为变量轴(可以是频数、百分比),制作的过程中至少需要两列数据资料(两个变量);直方图横轴一般为连续性变量,纵轴为频数或频率,制作过程中使用一列数据资料,且数据资料应为连续性变量,比如,年龄、体重、身高、患者满意度得分等。

2. 作用不同:柱状图主要用于不同类别间比较;直方图主要用于说明连续性变量的整体分布情况,可以直观呈现变量的集中分布情况。

二、应用时机

直方图常用于护理质量的效果确认阶段,也可以用于主题选定、现状把握、对策与检讨阶段。

1. 主题选定:直方图可呈现变量分布集中情况,观察与目标值的差距,确定是否为关注的问题要点;

2. 现状把握:显示波动的形态,直观传达护理品质分布的情况;

3. 对策与检讨阶段:多张直方图可以形成对对策的动态追踪,看措施是否有效;

4. 效果确认:改善前和改善后分别制作直方图,对比分布趋势和集中分布情况,判断护理品质是否改善。

三、制作步骤

直方图的制作可以使用不同的软件制作,也可以通过计算手工画出。直方图的制作可以使用 EXCEL2016 版直接制作,但是 EXCEL2016 之前的版本在制作直方图的过程中需要添加加载项,在"数据分析"选项中制作直方图。

(一) 手工画出直方图

1. 收集数据 使用调查问卷、查检表获得数据。

2. 计算极差(range) 极差也称为全距,即最大值和最小值之差,一般用 R 表示。

3. 确定组数和组距 一般取 10~15 组,分组过多计算繁琐,分组过少又不能呈现分布情况,分组多少可自行设定。组距 = $\dfrac{极差}{组数}$。

4. 列出组段 每个组段有个上下限值,上限一般用 U 表示,下限用 L 表示;组段设置时一般包括下限值,在开始和最后一个组段应包含数据资料的最小值和最大值。

5. 绘制组段并统计频数。

比如,下列数据资料是有关 140 名患者对某三级医院的护理服务质量的满意度得分情况,见表 2-2-1。

表 2-2-1　某三级医院的护理服务质量的满意度得分情况

60	77	55	71	75	82	92	55	56
70	67	54	85	76	83	81	66	50
71	74	57	71	77	72	82	44	76
72	76	99	69	81	76	60	78	71
73	67	89	68	89	84	61	79	74
74	71	78	87	95	81	62	75	62
75	73	77	97	96	80	63	76	91
76	45	75	58	92	63	64	74	88
77	76	72	70	85	62	65	72	51
78	52	74	69	88	67	50	73	52
79	58	73	61	67	69	68	75	68
80	95	75	62	65	85	67	74	78
71	96	76	63	64	81	46	75	
72	85	69	78	62	82	58	74	
72	75	69	70	61	83	59	75	
73	78	78	67	50	51	45	76	

表格中最大值为 99 分,最小值为 44 分,所以极差 R = 99 - 44 = 55,若设置组数为 11,组距 = 55/11 = 5;列出 11 分组段,并查找得分在每个组段的频数,绘制频数表,频数表中的组中值是指组段上限和下限值的均数。见表 2-2-2:

表 2-2-2　满意度得分各组段频数情况

组段	频数	组中值
［44-49］	4	46.5
(49-54］	8	51.5
(54-59］	8	56.5
(59-64］	15	61.5
(64-69］	17	66.5
(69-74］	27	71.5
(74-79］	31	76.5

组段	频数	组中值
（79-84］	12	81.5
（84-89］	9	86.5
（89-94］	3	91.5
（94-99］	6	96.5

绘制直方图见图 2-2-4,直方图的横坐标也可使用组中值。

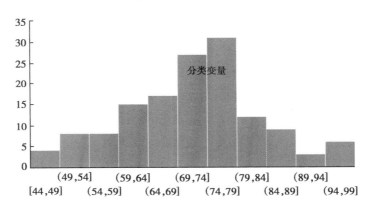

图 2-2-4　某三级医院的护理服务质量的满意度得分直方图

（二）Excel 中制作直方图

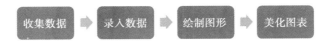

1. 收集数据　收集的数据应是所关注的护理问题的定量资料,可以使用调查问卷、查检表获得数据,也可使用护理信息监测系统提取数据资料。比如护士的年龄、工作年限、执业环境得分等。

2. 录入数据　将数据资料录入 excel,并纵向列出数据,直方图的数据资料只有一列。

3. 绘制直方图　选中目标数据,单击菜单中"插入"选项-点击"图表"选项的右下角箭头-在弹出的"插入图表"中的对话框中点击"所有图表"-选中"直方图"-单击"确定",即可制作完成直方图。

4. 美化图表　通过设置数据系列格式、坐标轴格式调整和美化图表。应注意的是直方图和其他图形美化过程的差异之处,在于通过"设置数据系列格式",设置箱的多少和箱的宽度。

四、案例分析

【案例一】

A 地区某三级综合医院实际开放床位数 1 200 张,2015 年 1 — 6 月份,有一半的护理单元反映人力短缺,护士工作量负荷过重的问题,同时间医院调查患者对护理质量的满意度呈下滑趋势,护理投诉增加,护理不良事件发生例数增加。因此,护理部和医院人力资源部门进行护理人力结构调整,增加人力招聘。医院肿瘤科护士长依据科室护患比和护理时数,确定了招聘护士人员数,但是尚不确定应招聘应届毕业生还是有工作经验的护理人员,因此,科护士长组织人员制作直方图了解目前科室护理人力的年龄构成和工作年限分布情况。

1. 数据资料

数据资料(表 2-2-3)来源于该医院人力资源部门,内科 78 名在职护士的年龄情况,依此数据资料制作直方图。

表 2-2-3　某医院内科 78 名在职护士年龄情况

40	36	35	23	33	39
30	34	25	24	34	22
29	33	41	25	33	19
34	33	29	22	28	29
34	35	22	26	37	41
38	25	21	25	30	38
30	29	34	31	21	31
45	32	31	32	34	23
43	37	32	29	31	30
28	33	40	32	32	27
45	35	30	28	26	31
26	30	32	27	25	28
30	39	26	35	36	37

2. 绘制直方图

（1）录入数据 将上述资料录入到 excel 表格中，纵向排列数据，见图 2-2-5。

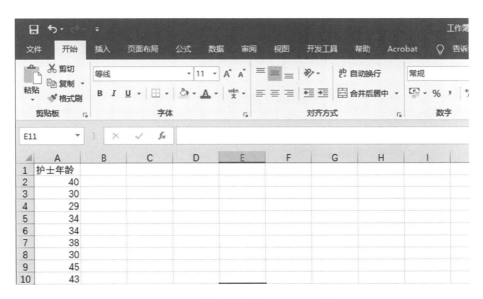

图 2-2-5 数据资料录入 EXCEL 表格

（2）选中数据列，单击主菜单栏"插入"选项，单击"图表"右下角箭头。见图 2-2-6。

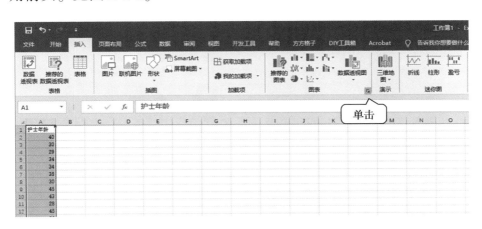

图 2-2-6 点击插入，找到"图表"区右下角箭头

（3）单击"所有图表"，选中"直方图"，单击"确定"，即可呈现直

方图,见图2-2-7。

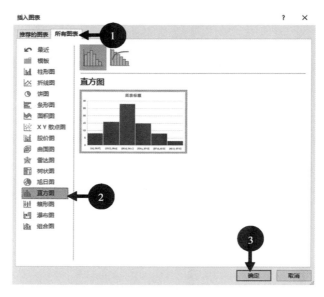

图2-2-7　找到直方图选项

（4）选中 x 轴,点击鼠标右键,单击"设置坐标轴格式",在 Excel 表右侧出现下列对话框,选中"箱数",默认箱数为"6",更改为"8",见图2-2-8。

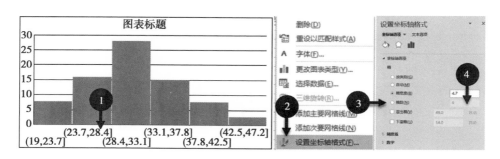

图2-2-8　设置直方图的箱数

（5）美化图表,删除网格线,调整柱状和坐标轴格式,得到图2-2-9。

3. 结果解读

（1）从护士年龄直方图可知,护士年龄集中在 28.75-38.5 岁之

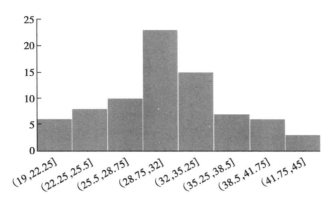

图 2-2-9 某医院内科 78 名护士年龄分布直方图

间,其中 28.75-32 岁之间的护士最多。

（2）从图 2-2-9 中,可以看出该科护士的年龄分布结构比较合适,中年护理人员最多,年轻的新进护士较少。因此在护理人员招聘中,可选择校园招聘,招聘应届毕业护生,而非社会招聘;在科室护理人力充足前提下,也可以从其他科室调入新入职护士,优化科室护理人力配置。

【案例二】

基于上一案例,该医院在全院优化护理人力资源配置,实施前于 2015 年 6 月 15 日,实施一年后,于 2016 年 8 月 20 日,分别随机抽取 140 名患者进行满意度调查,两组患者的年龄、病情危重程度无统计学差异,280 名患者的满意度得分资料如下:

1. 数据资料

（1）改善前

表 2-2-4 改善前患者满意度调查得分情况

60	77	55	71	75	82	92	55	56
70	67	54	85	76	83	81	66	50
71	74	57	71	77	72	82	44	76
72	76	99	69	81	76	60	78	71
73	67	89	68	89	84	61	79	74
74	71	78	87	95	81	62	75	62

续表

75	73	77	97	96	80	63	76	91
76	45	75	58	92	63	64	74	88
77	76	72	70	85	62	65	72	51
78	52	74	69	88	67	50	73	52
79	58	73	61	67	69	68	75	68
80	95	75	62	65	85	67	74	78
71	96	76	63	64	81	46	75	
72	85	69	78	62	82	58	74	
72	75	69	70	61	83	59	75	
73	78	78	67	50	51	45	76	

（2）改善后

表 2-2-5　改善后患者满意度调查得分情况

89	88	89	85	89	80	83
88	67	95	80	85	63	72
89	88	96	80	67	62	87
92	55	92	90	81	67	84
91	66	85	93	87	69	69
74	44	88	91	81	85	61
75	87	67	92	96	81	62
76	79	65	81	91	82	63
77	75	64	89	98	83	88
78	76	62	60	80	51	86
79	74	61	87	52	52	84
80	72	50	82	58	50	81
71	73	78	89	95	85	95
72	75	79	81	96	85	96
72	74	88	82	85	90	81
88	79	79	83	86	69	79
74	74	69	81	78	68	84
75	75	99	67	62	87	91
76	76	89	69	82	97	92
77	78	89	86	83	58	70

2. 绘制直方图　（图 2-2-10，图 2-2-11）

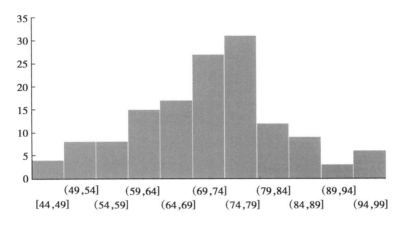

图 2-2-10　改善前某医院患者满意度得分

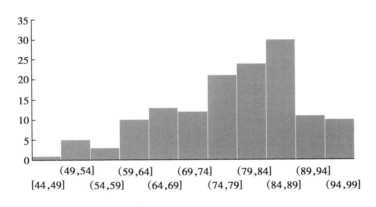

图 2-2-11　改善后某医院患者满意度得分

3. 结果解读

改善前后的直方图直观呈现了患者的满意度得分的分布情况，改善前直方图，患者满意度得分集中分布在 69-79 分，改善后，患者满意度得分集中分布在 74-89 分，对比改善前后的直方图，护理人力结构调整后，患者对护理服务满意度得分 79 分以上的人数明显增加，64 分以下的人数明显减少。这是直方图在护理质量改善的效果确认阶段的应用。

五、小结

直方图能直观呈现连续性变量的分布特征,在护理质量改善中用途广泛,可用于主题选定、现状把握、效果确认阶段、对策与检讨阶段,也是护理管理者了解护理人力、护理质量指标的重要工具。此外,在使用直方图的过程中应注意避免与柱状图混用。

第三节 散 点 图

一、概述

MICHAEL FRIENDLY AND DANIEL DENIS 在美国权威心理学专刊 *Journal of the History of the Behavioral Sciences* 曾经这样评价散点图(Scatter diagram)"散点图是信息图形史上功能最全、形态多样和用途广泛的发明创意"。散点图不仅仅是可视化图表,更是强大的分析工具,它是在人们长期的生产活动中,不断探索而形成的产物。自 1913 年,散点图在天文学界的贡献改变了人们对其的认知,也奠定了散点图在图表界的重要地位。在此期刊中,MICHAEL FRIENDLY AND DANIEL DENIS 将散点图定义为由两个变量 x 和 y 组成一系列值构成独立的点(x_i, y_i),x,y 之间无明显函数关系,而构成的图形。通俗来讲,散点图是成对数据形成的数据点在直角坐标系平面上的分布图,并判断变量间是否存在某种关联和关联程度判断的图形(图 2-3-1)。

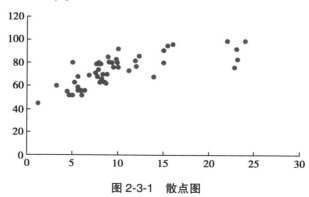

图 2-3-1 散点图

散点图作为常用的质量管理工具之一,在我国护理管理中却少有使用,国内也并未对散点图在护理管理中的应用做出明确的探讨和解读,基于此,我们在本章节采取理论结合案例的方式,对散点图在护理品质管理中的应用进行阐述。

常见的散点图类型见图 2-3-2。

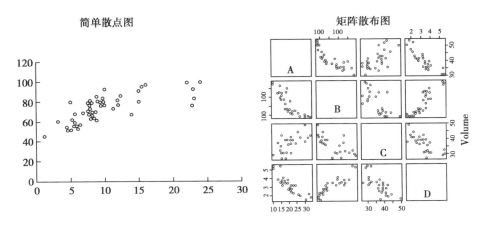

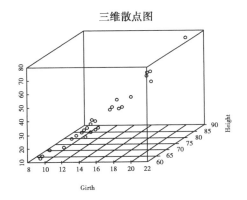

图 2-3-2　各类散点图样式

1. 简单散点图:最为常见,用于说明两变量之间的关系方向和关联程度。

2. 三维散点图:三个变量组成的数据点的分布图形,可以说明二维散点图不能说明的问题。

3. 矩阵散布图:用于同时说明多个变量两两比较的情况。

在护理质量改善过程中,最常用的散点图类型为简单散点图,本章内容主要介绍简单散点图在护理品质改善中的应用。

二、应用时机

护理质量改善的解析阶段。散点图是判断某项要素是否为要因的方法之一,但要求问题和要素为定量数据资料。通过制作散点图,拟合直线,可以直观呈现变量间是否存在相关关系,判断相关方向,相关关系强弱,以及是直线还是曲线相关。

三、制作步骤

散点图可使用不同软件制作,比如:EXCEL、SPSS、Stata、SAS 等,此处以 EXCEL2016 版制作散点图为例,制作步骤见图 2-3-3。

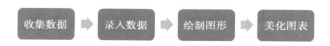

图 2-3-3　散点图制作流程图

1. 收集数据　所收集的数据应是所关注的护理问题和可能影响该问题的要素,可以通过调查表、查检表调查得到数据,或提取护理信息系统中的数据作为目标数据。比如:判断医院护理时数缩短是否为压疮发生率升高的要因。应收集医院平均护理时数、院内新发压疮发生例数、同期住院患者数等数据资料。

2. 录入数据　将得到的数据资料录入 excel 表格中。纵向排列数据,简单散点图录入两列数据(两变量),一般第一列数据作为 x 轴数据,第二列为 y 轴数据。

3. 绘制散点图　选中目标数据,点击菜单中"插入"选项-点击"图表"选项的右下角箭头—在弹出的"插入图表"中的对话框中-点击"所有图表"-选择"x、y 散点图"-"确定"。

4. 美化图表　选中图表,点击右键,选择设置数据系列格式、设置坐标轴格式进行图表美化。

四、工具解读

散点图的形状分为多种,有直线相关和曲线相关,此处所指直线相关关系的判定与解读。解读散点图,我们可以观察散点图的形状和分布方向,或者以统计计算的方式可以判定变量之间的关系方向和关联程度,并将这种关系用于护理决策。

(一)观察散点图判定相关关系

判定变量之间的相关关系包括判定相关程度和相关方向。

(1)相关程度:依据变量构成的数据点的密集程度,可以分为强相关、弱相关。数据点越密集,相关性越强,数据点越分散,相关性越弱。

(2)相关方向:依据 x 随 y 的变化而变化的方向和形状,可分为正相关、负相关和不相关。

【正相关】随着 x 的增大 y 呈增大的趋势;如 BMI 与血压的关系;

【负相关】随着 x 的增大 y 呈减小的趋势;如心率与脉压的关系;

【不相关】散点呈不规则图形或曲线形状;如年龄与身高的关系。

图 2-3-4 是常见的散点图的形状,依据不同形状和数据点的分布情况,可以对应不同的相关性和相关程度。

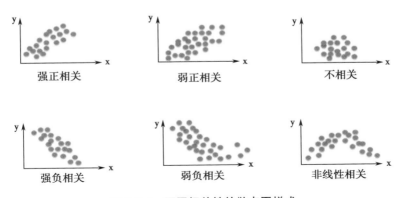

图 2-3-4 不同相关性的散点图样式

如图 2-3-5,散点图大所有点大致呈一条直线,随着护理时数的增加,压疮发生率降低,即护理时数与压疮发生率呈现负相关关系。

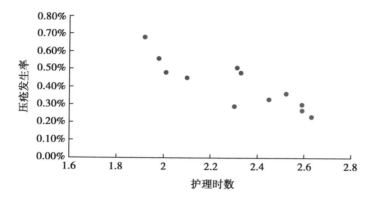

图 2-3-5　压疮发生率与护理时数散点图

(二) 拟合直线判定散点图中变量之间的相关关系

1. excel 中拟合直线

选中散点图,点击菜单栏"设计"-图表布局中"添加图表元素"-"趋势线"-"线性",得到直线回归方程和 R^2 值。

2. 计算 r 判定相关关系

(1) r 为 Pearson 积差相关系数　用以说明变量间相关方向和相关程度,其取值范围$-1 \leqslant r \leqslant 1$。r 值的正负代表了两个变量的相关方向,r>0,表示两变量是正相关;r<0,表明两个变量是负相关;r=0,表明两个变量不相关,这与散点图一一对应,具体见图 2-3-6:

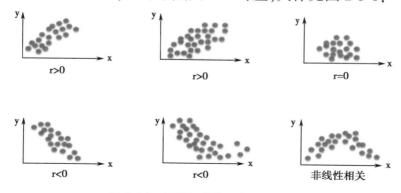

图 2-3-6　不同相关性散点图的 r 值

（2）r值计算 r与（1）中的 R 意义不同，但在确定两变量的关系时大小相等，故可以通过 excel 中拟合直线确定 r 值。也可采用以下计算公式计算 r 值：

$$r = \frac{\sum (X-\bar{X})(Y-\bar{Y})}{\sqrt{\sum (X-\bar{X})^2 \sum (Y-\bar{Y})^2}} = \frac{l_{xy}}{\sqrt{l_{xx}l_{yy}}}$$

（3）判定相关程度 |r|值的大小可以判定相关程度。

|r|≤0.4 低相关

0.4<|r|<0.7 一般相关

|r|≥0.7 高度相关

3. 案例解读

图 2-3-7 为基于压疮发生率和护理时数的数据制作的散点图，并进行直线拟合，拟合直线后可得到直线回归方程 y=-0.004 6x+0.014 8，R^2=0.746 5，计算|r|=0.864，可判断压疮发生率和护理时数关系密切，护理时数是影响压疮发生率的因素之一，护理时数越长，压疮发生率越低。

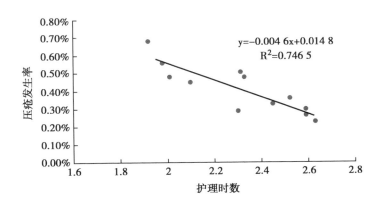

图 2-3-7 护理时数与压疮发生率的散点图

五、案例解析

某三级综合医院经过跌倒数据监测发现 2016 年 1 月— 12

月收治患者总床日数为 901 566,发生跌倒 80 例,跌倒率为 0.089/千床日,高于所属省份的平均水平,现该医院护理部主任依院领导要求采取措施降低患者跌倒发生率,为此,护理部主任组织 8 人组成小组,对跌倒发生的要因进行分析,在确定要因时,针对护士人力结构不同是否会影响跌倒发生率这一问题,队员不能达成统一意见。因此,成员统计了同年份 25 家同地区医院的工作 5 年以上护士人数,计算其占比和跌倒发生率的情况,并制作了散点图,来判定跌倒发生率和工作 5 年以上护士占比的相关性。

1. 录入数据

将数据录入到 excel 表格中,包括医院名称、工作 5 年以上护士占比、病人院内跌倒率。目标数据为工作 5 年以上护士占比,病人院内跌倒率,见表 2-3-1。

表 2-3-1　工作 5 年以上护士占比与病人院内跌倒率数据表

医院	工作 5 年以上护士占比/(%)	病人院内跌倒率/(‰)
A	72.9	13.6
B	65.8	10.5
C	55.1	27.6
D	79.1	5
E	63.6	12.4
F	60.9	24.5
G	61.6	18.9
H	82.1	6.4
I	33.9	29.9
J	91.2	6

医院	工作5年以上护士占比/(%)	病人院内跌倒率/(‰)
K	80.3	3.1
L	79.5	1
M	46.1	25.4
N	78.9	1.4
O	81.7	2.6
P	78.8	1.6
Q	48.9	21.1
R	66.4	16.9
S	57.9	24.9
T	92.5	2.5
U	79.1	2
V	73.3	5.1
W	74.8	2.8
X	73.9	1
Y	72.9	3.1

2. 绘制散点图

（1）选中工作5年以上护士占比和病人院内跌倒率两列数据，单击主菜单"插入"，单击"图表"选项，出现下列对话框，见图2-3-8。

（2）单击"所有图表"，选择"XY散点图"，如图2-3-9所示。

（3）单击"确定"按钮，即可输出散点图（图2-3-10）。

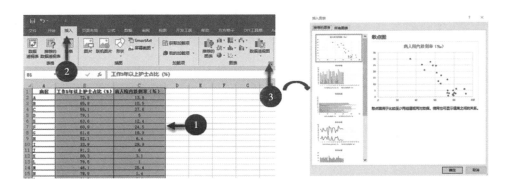

图 2-3-8　数据录入并选择图形

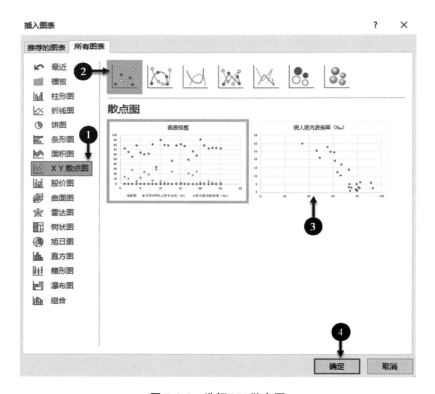

图 2-3-9　选择 XY 散点图

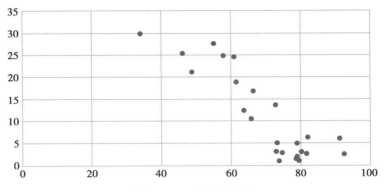

图 2-3-10　形成散点图

（4）单击主菜单栏中的"设计"，单击"添加图表元素"，选择"趋势线"-"线性"，即可添加直线。见图 2-3-11。

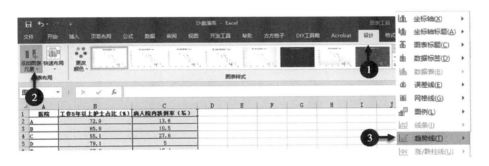

图 2-3-11　给散点图添加趋势线

（5）选中趋势线，单击鼠标右键，选择"设置趋势线格式"，右侧弹出"设置趋势线格式"对话框，勾选"显示公式"和"显示 R 平方值（R）"。如图 2-3-12 所示。

（6）输出直线方程和 R^2 值，见图 2-3-13。

（7）单击鼠标"右键"设置坐标轴格式、数据系列格式，美化图表。见图 2-3-14。

3. 结果解读

（1）从图 2-3-14 所示，随着工作 5 年以上护士占比的增加，病人院内跌倒率下降，两变量之间呈现直线负相关关系；

（2）计算 r=0.877，判断工作 5 年以上护士占比与病人院内跌倒

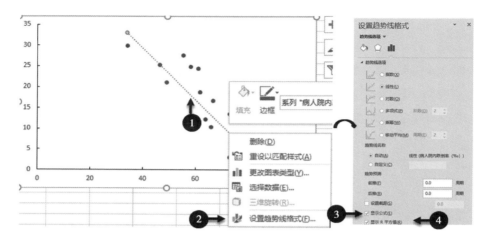

图 2-3-12 设置趋势线格式

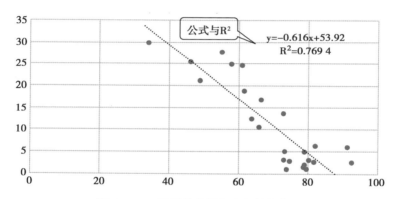

图 2-3-13 显示趋势线与方程的散点图

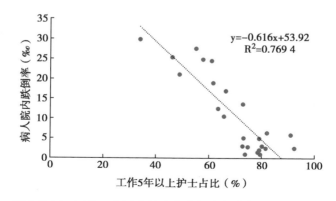

图 2-3-14 工作 5 年以上护士占比与病人院内跌倒率散点图

率之间高度相关;

（3）针对本例,工作 5 年以上护士的占比情况是影响病人院内跌倒率的主要因素,护理部组成的小组成员在探讨如何降低病人院内跌倒率时应考虑工作 5 年以上护士的占比情况,其是在降低院内跌倒率这一质量改善项目中的要因,护理部应针对这一要因,重点关注本医院护理人力结构,尤其是病人跌倒率发生率高的科室,若为真因,应合理调整护理人力结构。

六、小结

散点图是质量管理工具中较为简单的图形,但因在护理质量改善过程中不常用而易被忽视。散点图常用于护理质量改善中判断要因与问题之间的关系。

散点图制作过程中应注意以下几点:散点图中横轴和纵轴数据没有严格限制;目标数据一般要多一些,以免因数据过少造成误判;散点图主要用于判断变量之间的相关性,之后还应进一步的深入分析。

第四节　层　别　法

一、概念

在生活和工作中,分层无处不在。护理服务有好坏之分;医院有甲乙丙等级之分;护士职称有初级、中级和高级之分;城市经济有好差之分……为何会分层? 源于医院水平、护理服务、护士能力、城市经济等内在的差异性。引起质量波动的原因纷繁复杂,因此,我们收集到的数据往往具有综合性,仅仅依靠对数据整体的分析,往往并不能看到问题本质,必须依据不同类别分层分析,才能为管理者提供更全面的决策依据。

层别法(Stratification) 又称分组法、分类法,是为了区分各种不同特征(人员别、器械别、时间别、地区别等) 数据对结果产生的影响,而按照不同的目的、特征整理、分析数据的一种方法。通过分层,可将杂乱无章的数据整理为不同类别,去除因类别不同造成的混杂,以免混杂影响管理决策。

二、应用时机

1. 护理质量改善的解析、现状把握、主题选定、效果确认、检讨与改进阶段。

2. 层别法可单独使用,分类收集数据,发现问题点。

3. 层别法与其他 QC 手法结合使用,比如,层别法与鱼骨图用于解析原因,层别法与直方图结合用于现状把握,层别法与柏拉图用于主题确定和效果确认等。

三、实施步骤

层别法的实施步骤有别于其他质量管理工具。层别法是一概念性方法,它不能以图形呈现出来,需结合其他质量管理工具呈现。层别法在使用的过程中分为以下步骤:

1. 收集数据

层别法的使用基于数据收集,可通过设计问卷、量表、查检表、护理信息系统等获取相关数据资料,在数据收集前就可以选择通过分层来收集数据。比如,在质量改善项目实施前后,分别查检 ICU科室的 UEX 的发生例数。

2. 数据分类整理

依据数据差异和不同使用目的选择合适的分类方式。比如,欲了解医院护理人员的教育程度情况,收集数据时统计每位医院护理人员的学历情况,将收集后的数据,分为中专及以下、大专、本科、硕士及以上 4 个组别,分别统计,看 4 个组别的护理人员数量。

分类方式:

(1)人员:依据不同年龄、性别、岗位级别、工作年限、教育程度、班次等分类

(2)时间:依据年份、月份、周等分类

(3)地区:依据省份、市、城乡、东中西部进行分类

（4）机械：依据不同机种、机型、场所、工具、生产线分类

（5）环境：依据不同无菌条件、光线、温度、湿度、光照强度分类

（6）方法：依据不同操作参数、操作方法、操作时间等分类

3. 数据分析

对收集整理的数据，结合其他质量管理工具制作图表，进行对比分析，发现问题点，服务于护理决策。

四、案例分析

【案例一】

A 医院人力资源部门拟定招聘护理人才计划，该医院老年病科和神经内科，共 8 个病房，护士 92 名，为制定本科室招聘计划，科护士长了解了护士的年龄分布情况和工作年限情况。以年龄数据为例，看一下人力资源部门应如何决策招聘护理人员呢？

1. 数据资料

以下数据来源于 A 医院人力资源部门对两个科室 92 名护理人员的年龄进行统计，见表 2-4-1。

表 2-4-1　A 医院两个科室护理人员年龄统计表　　　单位：岁

18	23	36	49	18	18	19	18
19	26	37	25	18	19	18	24
18	27	38	49	18	19	21	27
18	28	38	48	52	22	27	36
18	29	40	51	51	25	31	40
21	30	41	27	24	26	39	47
20	31	42	53	30	38	47	48
22	32	41	26	37	46	47	53
23	33	43	55	36	46	52	
24	34	46	51	46	52	19	
25	35	47	51	51	19	18	
24	32	48	53	18	19	19	

2. 数据整理分组

依据不同科室分组为老年科和神经内科,老年科和神经内科护理人员的年龄见表 2-4-2。

表2-4-2　老年科和神经内科护理人员年龄统计表

老年科　单位:岁					神经内科　单位:岁				
18	25	33	42	51	51	36	38	31	27
19	24	34	41	27	53	46	46	39	36
18	23	35	43	53	18	51	46	47	40
18	26	32	46	26	18	18	52	47	47
18	27	36	47	55	18	18	19	52	48
21	28	37	48	51	52	19	19	19	53
20	29	38	49		51	19	19	18	
22	30	38	25		24	22	18	19	
23	31	40	49		30	25	21	18	
24	32	41	48		37	26	27	24	

3. 制作直方图

■ 依据两个科室所有护士年龄数据,制作直方图,如图 2-4-1 所示。

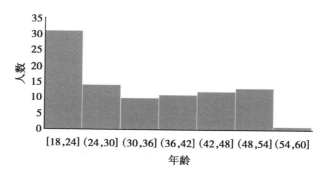

图 2-4-1　某医院老年科室和神经内科的护士年龄分布情况

上图将所有护士依据年龄分类为 7 组,18~24 岁护士人数最多,那么能否认为 A 医院老年科和神经内科均应该招聘年长(工作经验丰富)的护士呢?尚不能下此结论。

■ 依据科室分层,分别对老年科和神经内科护士的年龄数据制作直方图,如图 2-4-2 和图 2-4-3。

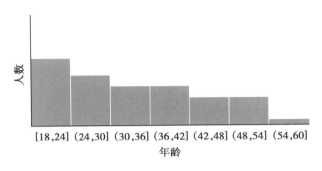

图 2-4-2　老年科护士年龄分布

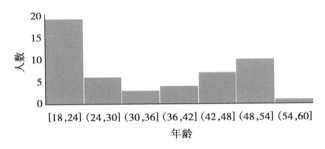

图 2-4-3　神经内科护士年龄分布

老年科护士年龄分布整体较好,神经内科 18~24 岁和 48~54 岁护士人数较多,依据护士年龄分布情况制定护理人力决策:老年科室可面向高校招聘应届毕业生,神经内科面向社会招聘具有丰富工作经验的护理人员。

【案例二】

为了提升护理人员的技能,降低空肠留置管的意外拔管率,B 医院普外科调整了冲管和封管的方法,统计了变革前 3 个月和变革后 3 个月的空肠置管和意外拔管情况。评价一下该科室采取的改善方法对降低空肠留置管意外拔出是否有作用呢?

1. 收集数据

分别使用查检表,收集变革前后空肠置管例数和意外拔管例数,并计算意外拔管率,计算公式:意外拔管率 $= \dfrac{\text{意外拔管例数}}{\text{空肠置管例数}} \times 100\%$。

如表 2-4-3 所示：

表 2-4-3 普外科变革前后空肠置管意外拔管情况

组别	空肠置管例数	意外拔管例数	意外拔管率（粗）
变革前	451	41	9.31%
变革后	460	34	7.39%

观察上表发现，变革后意外拔管率由原来的 9.31% 降低到 7.39%，是否能够认为该方法对降低空肠置管意外拔管率是有效的呢？

2. 层别分析

通过查找文献，发现患者的精神状态是空肠管意外拔管率的重要影响因素，对空肠置管的患者进行分析发现，变革前 3 个月，45% 的病例处于精神躁动状态，而变革后 3 个月采集的病例中，20% 的病例处于躁动状态。在此，可认为患者的精神状态是混杂因素，需分层控制混杂因素的影响。据此，在改革前后分组的基础上再次依据病例精神状态分组，具体见表 2-4-4：

表 2-4-4 变革前后不同精神状态患者空肠置管意外拔管情况

时点	病例精神状态	空肠置管例数	意外拔管例数	意外拔管率
变革前	躁动	203（45.0%）	28	13.8%
	平静	248（55.0%）	14	5.6%
	合计	451（100%）	42	9.3%
变革后	躁动	92（20.0%）	13	14.1%
	平静	368（80.0%）	21	5.7%
	合计	460（100%）	34	7.4%

3. 制作图表并决策

依据上表对变革前后躁动病例意外拔管率和变革前后平静病例意外拔管率制作图表如图 2-4-4 所示。

观察图 2-4-4，该科室整体空肠置管意外拔管率降低，分层后，该科室躁动组和平静组患者空肠置管意外拔管率均有所升高，因此，尚不能认为该方法对降低空肠置管意外拔管率有作用，护理决策者不应推行该方法用于降低空肠置管意外拔管率。

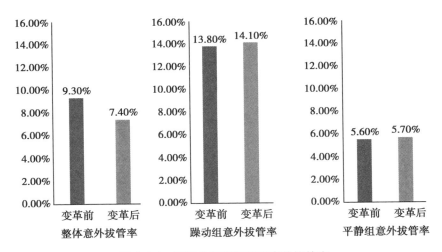

图 2-4-4 不同分组变革前后意外拔管率

五、注意事项

1. 分层应根据数据性质和使用目的选择；
2. 分层法可应用在收集数据和整理数据阶段；
3. 类别应分类清楚，各类别之间应相互独立，不可重叠；
4. 各层别之间应具有可比性，才更易发现问题点。

六、小结

层别法是概念性的方法，有别于其他的质量管理工具；层别法和其他质量管理工具结合使用，是数据分层分析与图表相结合的体现，能够帮助护理管理者拨除迷雾，发现问题症结，更好地服务于品质管理。

第五节 柏 拉 图

一、概述

1897 年，意大利经济学家柏拉图在分析社会经济结构时发现，80% 的社会财富掌握在 20% 的人手中。他推论出，在任何一组东西中，最重要的只占其中一小部分，约 20%，其余 80% 尽管是多数，却是次要的,因此故称为"二八法则",二八定律,又名 80/20 定律、帕累托法则(Pareto's principle)也叫巴莱特定律、朱伦法则(Juran's Principle)、关键少数法则(Vital FeRule)、不重要多数法则(Trivial Many Rule)最省力的法则、不平衡原则等(图 2-5-1)。

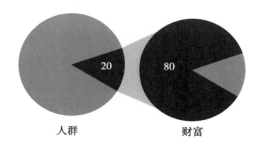

图 2-5-1　二八法则图示

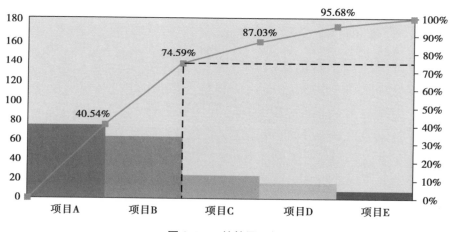

图 2-5-2　柏拉图示例

　　柏拉图(图 2-5-2)即是因意大利经济学家柏拉图(Pareto)的名字而得名。后来美国质量管理专家朱兰博士运用柏拉图的统计图加以延伸将其用于质量管理,逐渐被大家熟知。

　　柏拉图是根据所搜集的数据,按不良原因、不良状况、不良项目、不良发生的位置等不同区分标准而加以整理、分类,以寻求占最大比例的原因、状况或位置,从左到右按递减方式排列的长条图,每个长条表示一个原因,再加上累计值的图形,共有两条纵轴,左边的为要因的次数或频率,右边则为要因的累计百分比,详见图 2-5-3。

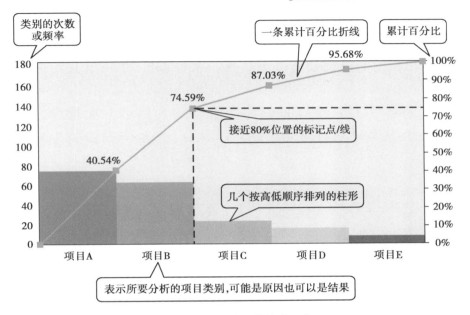

图 2-5-3 柏拉图的构成要素

二、应用时机

1. 确定质量改善的重点；

2. 确定影响问题的主要原因；

3. 确定面临的主要问题

4. 在质量改善的现状把握、解析以及效果确认阶段，均可能用到柏拉图。

三、案例解析

表 2-5-1 手卫生依从性结果

手卫生时刻	未洗手个数
接触病人物品后	42
接触病人后	31
接触病人前	13
接触病人体液后	7
清洁或无菌操作前	2

例如,某医院科室进行手卫生依从性现状的调查,调查结果如表 2-5-1 所示,她们想借助柏拉图来帮助确定改善的重点是什么,具体制作柏拉图的过程如下。本案例以 Microsoft Office 2016 Excel 软件演示。

1. 将各手卫生时刻的未洗手数按从大到小一次排序,然后计算各手卫生时刻的构成比及累计百分比,制作成如图 2-5-4 所示格式。

	A	B	C	D
1	手卫生时刻	未洗手个数	构成比	累计百分比
2				0
3	接触病人物品后	42	44.21%	44.21%
4	接触病人后	31	32.63%	76.84%
5	接触病人前	13	13.68%	90.53%
6	接触病人体液后	7	7.37%	97.89%
7	清洁或无菌操作前	2	2.11%	100.00%
8	总计	95	100.00%	

图 2-5-4　数据录入与整理

2. 选中图 2-5-5 中框内内容,点击"插入",再点击"二维柱状图",得到图 2-5-6。

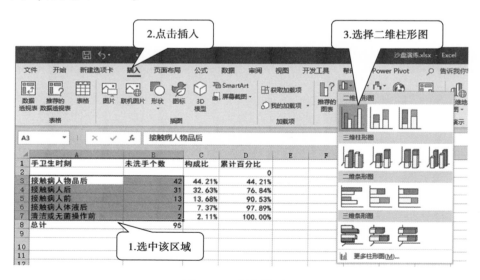

图 2-5-5　制作柱形图

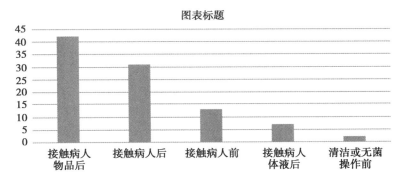

图 2-5-6 形成初步柱形图

3. 如图 2-5-7 所示,鼠标左键点击图中柱子,然后点击右键,点击"设置数据系列格式",右侧会弹出一个"设置数据系列格式的选择卡",将"系列重叠"和"间隙宽度"的值均设置为 0,图中柱子之间的间隙将消失,如图 2-5-8 所示。

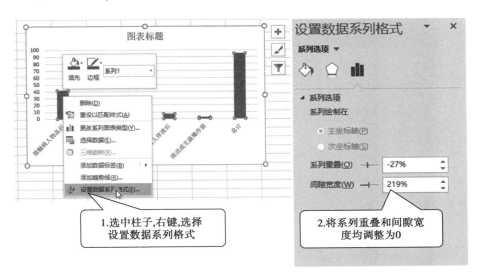

图 2-5-7 设置柱形图柱子的间隙

4. 如图 2-5-9 所示,鼠标右键点击图中任意位置,点击"选择数据",则会弹出一个选择数据源的选项卡,如图 2-5-10 所示。

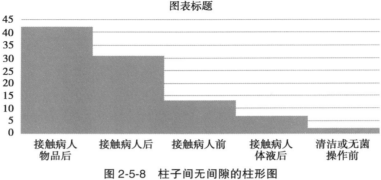

图 2-5-8　柱子间无间隙的柱形图

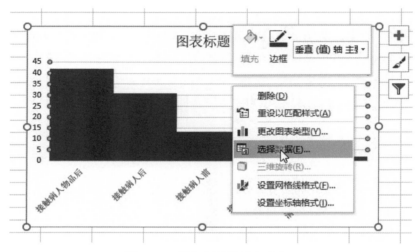

图 2-5-9　添加新数据元素步骤 1

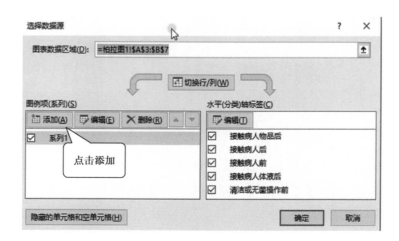

图 2-5-10　添加新数据元素步骤 2

5. 点击图 2-5-10 中的添加按钮,会弹出一个"编辑数据系列"的选项卡,如图 2-5-11 所示,在图中的数据名称中填写"累计百分比"或鼠标左键点击"累计百分比"所在单元格,在选项卡的系列值中先删除"={1}",然后鼠标左键选择数据中"0-100%"6个值,点击确定,再点击确定,得到图 2-5-12,累计百分比已添加到图中。

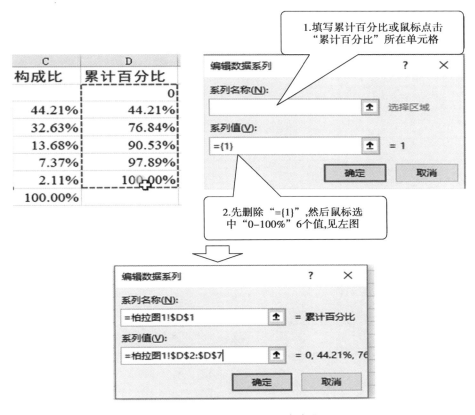

图 2-5-11　添加新数据元素步骤 3

6. 如图 2-5-13 所示,鼠标右键点击图中任意位置,点击"更改图表类型",得到图 2-5-14,选择组合图,将累计百分比的"图表类型"改为"折线图",同时勾选累计百分比右侧的"次坐标轴",得到图 2-5-15。

53

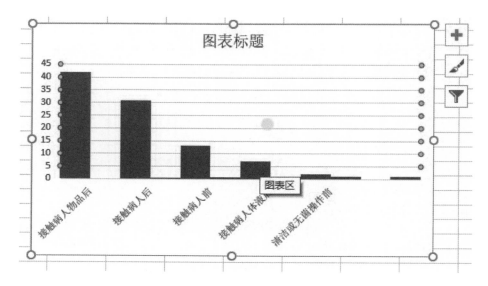

图 2-5-12　累计百分比添加到图形

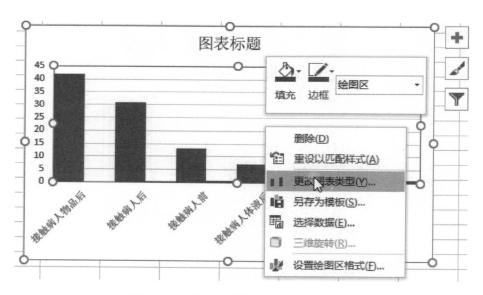

图 2-5-13　更改新数据元素图表类型步骤 1

7. 如图 2-5-16 所示,依次点击菜单栏的"设计"——"添加图表元素——"坐标轴"——"次要横坐标轴",得到图 2-5-17。

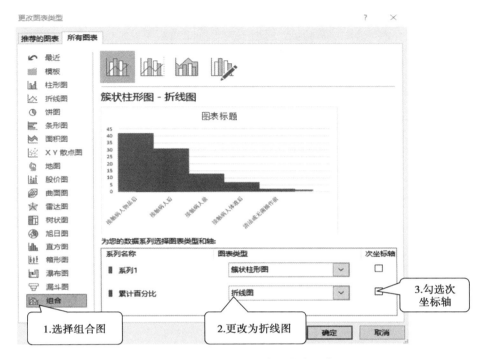

图 2-5-14　更改新数据元素图表类型步骤 2

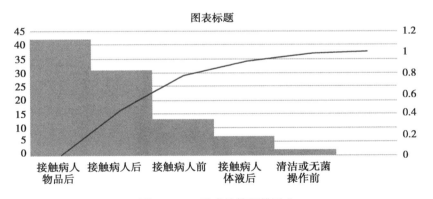

图 2-5-15　形成柏拉图雏形 1

8. 左键点击图 2-5-17 中的次要横坐标轴,然后点击右键,出现图 2-5-18,点击"设置坐标轴格式",右侧弹出"设置坐标轴格式"选项卡,将选项卡中"坐标轴位置"改为"在刻度线上",得到图 2-5-19,折线左顶点与原点重合。

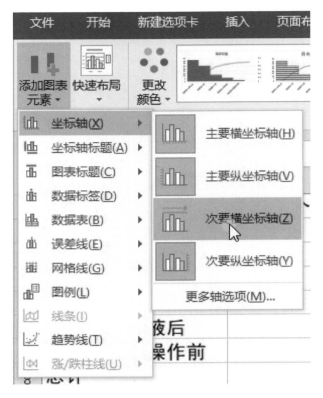

图 2-5-16 添加次要横坐标轴

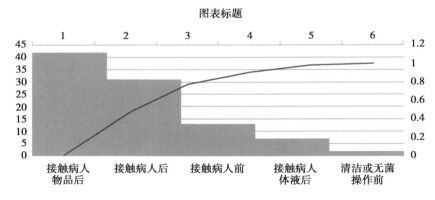

图 2-5-17 形成有次要横坐标轴的柏拉图雏形 2

9. 鼠标左键点击图 2-5-19 中的左纵坐标轴,然后右键,点击"设置坐标轴格式",右侧弹出"设置坐标轴格式"选项卡,如

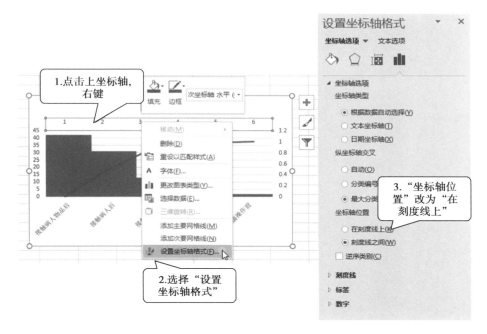

图 2-5-18 更改次要横坐标轴的格式

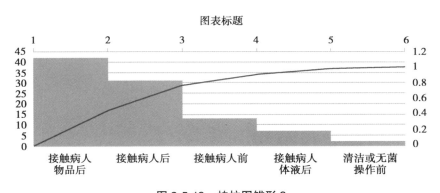

图 2-5-19 柏拉图雏形 3

图 2-5-20 所示,将选项卡中"最小值"设置为 0,"最大值"设置为 95(即未洗手个数之和);同样方法设置右纵坐标轴的"最大值"为 1,"最小值"为 0。

10. 如图 2-5-21,点击右纵轴"设置坐标轴格式"选项卡中的数字,将"类别"改为百分比,"小数位数"设置为 0,得到图 2-5-22。

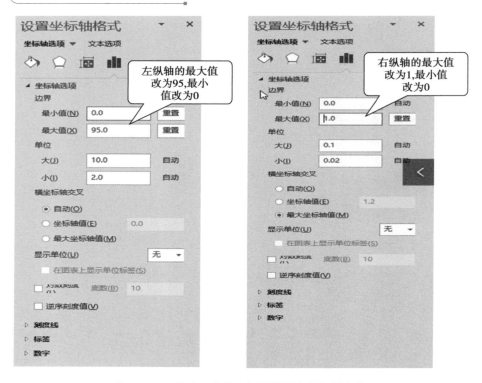

图 2-5-20 修改两个纵坐标轴的最大值与最小值

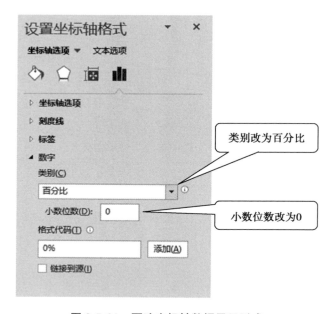

图 2-5-21 更改坐标轴数据显示形式

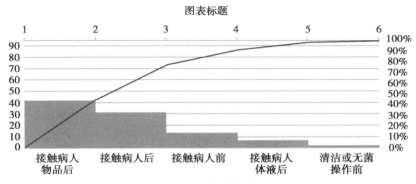

图 2-5-22 柏拉图雏形 4

11. 如图 2-5-23 所示,鼠标左键选中折线,然后右键,点击"添加数据标签",得到图 2-5-24。

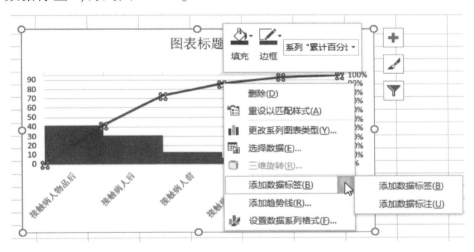

图 2-5-23 添加数据标签

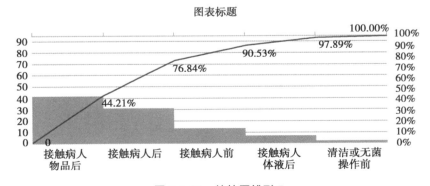

图 2-5-24 柏拉图雏形 5

12. 点击菜单"插入"——形状——直线,在接近 80% 的位置画两条直线,如图 2-5-25 所示,然后根据个人喜好,修改图形的颜色即可得到标准版柏拉图。

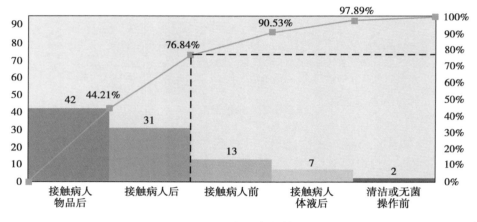

图 2-5-25　标准版柏拉图

四、注意事项

1. 横坐标项目较多的时候,可将尾数项目合并为其他。

2. 柏拉图并非质量改善过程中的必选工具,它仅仅是用图形的方式更直观的展示出了质量改善的重点,让问题更加聚焦。

3. 如果项目小于 4 项,即使不画柏拉图也很清楚质量改善的重点了,如果有精力的话,直接全部均作为重点也未尝不可。

4. 标记线一般取最接近 80% 的项目,但也并非一定,我们要理解柏拉图的内涵。"80/20 法则"中的"80"和"20"仅是代表多数和少数的概念,并非一定是精确的 80 与 20。其核心为发现影响主要问题的少数原因,从而进行重点改善。当大部分原因的累计百分比为 80% 的时候,依旧固化的按照 80 去选择大部分原因是不合理的。如图 2-5-26 所示,8 个项目中,前 5 个占比 80%,那么要选择 5 项作为改善重点么? 答案显然不是的,出现这种情况要考虑两个方面,第一,查看一下这些项目是否设置合理,是否符合 MECE 法则,是否有相互重叠,导致区分不清;第二,如果项目设置确实合理,那么此时也建议优先选择前 3 项(3/8)而非前五项(5/8)作为改善重点,原因是我们精力有限,问题需要聚焦,因此才用柏拉图帮助我们发现影响问题的主要原因,如果选择5项其实并没有进行问题的聚焦,这时推荐优先选择前两个或前三个作为本次质量改善的重点,剩余的项目在后续质量改善中再进行聚焦,实现质量的持续改善。

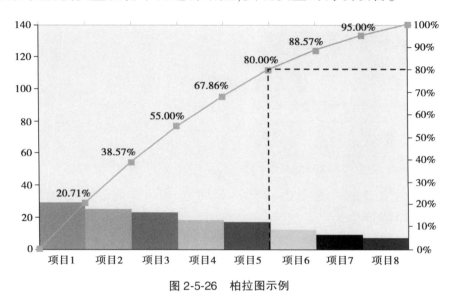

图 2-5-26　柏拉图示例

五、小结

1. 柏拉图的核心为"二八法则",即重要的少数,繁琐的多数;
2. 柏拉图重在找到影响主要问题的少数原因,进而进行重点改善;
3. 柏拉图用于质量改善过程中现状把握,解析,以及效果确认。

六、延伸

柏拉图是一种质量管理工具,其核心为"二八法则",体现了深刻的管理思维。所谓"二八法则"即是让管理者不要平均的分析、看待、处理问题及矛盾,要求管理者在工作中不能"胡子眉毛一把抓",而是要抓关键人员、关键环节、关键用户、关键项目、关键岗位。

以时间管理为例,实际工作中,80%的时间可能被浪费在20%无用的事情上,而只有20%的时间在做对工作有用的事情。因此,理出这些无用的事情,并加以解决,就可以解放很多时间。比如推行更加智能化的护理信息系统,解放护士大部分非临床时间,就可以有效缓解护士人力的不足。再比如人员管理,抓好20%的骨干力量的管理,再以20%的少数骨干带动80%的员工,以提高效率。此外,还有投诉管理,80%的投诉,来自于20%的患者,处理好这20%的患者,是减少患者投诉的关键点。作为管理者,我们要科学利用"二八法则",让管理更高效!

第六节　鱼　骨　图

一、概述

"物有本末,事有始终"。因果论指出"万物皆有因果",质量存在的问题也必定有其根由。日本著名的质量管理专家石川馨博士将质量控制理论由"西方"引进"东方",其用实践证明了质量管理、标准化等一系列管理制度的运用,可以进行品质改善。石川馨博士倡导 QC(Quality Control)方法和工具的使用,提出鱼骨图(图 2-6-1)和其他质量工具在品质改善中有着同样重要的意义。

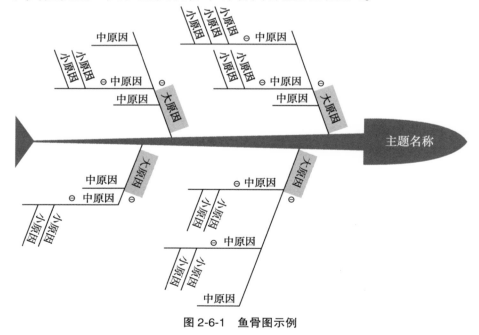

图 2-6-1　鱼骨图示例

（一）鱼骨图概念

鱼骨图（Fishbone Diagram）又称特性要因图，因果图，因鱼骨图由石川馨博士首次提出，因此，也被称为"石川图"。该方法是依据一定的方法（头脑风暴法等）找出影响某项特性的一系列因素，以图形的方式系统的表达特性与因素之间的关系的一种方法。

（二）常见鱼骨图类型

1. 原因型鱼骨图：鱼头朝右，鱼头多以"……的原因"或者"为什么……"设置，见图 2-6-2。如：护理不良事件发生率高的原因；护士静脉穿刺失败率高的原因等。

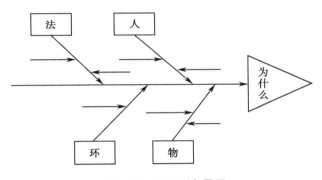

图 2-6-2　原因型鱼骨图

2. 对策型鱼骨图：鱼头朝左，鱼头多以"如何提高/改善/降低……"设置，见图 2-6-3。如：如何降低基层护士的离职率；如何提高脑卒中患者对锻炼方法的知晓率等。

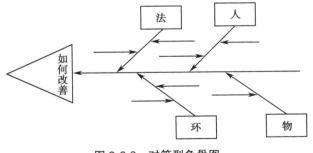

图 2-6-3　对策型鱼骨图

3. 整理型鱼骨图：鱼头朝右，鱼骨为鱼头的各个层面，它们之间无因果联系，见图 2-6-4。

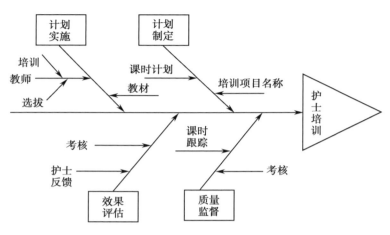

图 2-6-4　整理型鱼骨图

鱼骨图构造

鱼骨图分为鱼头鱼骨两部分,鱼骨又分为主骨、大骨、中骨和小骨;鱼头为问题或结果,大骨、中骨和小骨为要素(原因、对策)。见图 2-6-5。

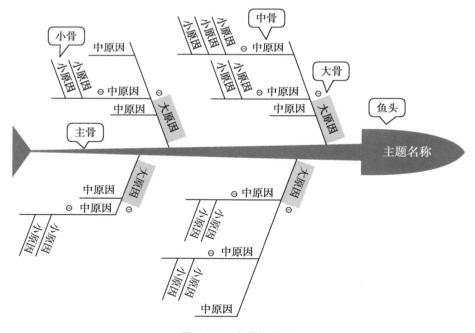

图 2-6-5　鱼骨图构造

二、应用时机

鱼骨图可应用于以下几种情况：

1. 整理型鱼骨图：当进一步分析影响特定一个问题的主要方面时，可使用整理型鱼骨图进行结构化整理。

2. 原因型鱼骨图：当分析影响某一特定问题的原因时，可用鱼骨图进行因果分析，形成的鱼骨图类型为原因型鱼骨图。

3. 对策型鱼骨图：当针对某一特定问题提出解决对策时，可用鱼骨图分析具体对策，这种鱼骨图被称为对策型鱼骨图。

4. 在质量改善项目中，鱼骨图最常用于质量改善的解析阶段。

三、制作步骤

见图 2-6-6。

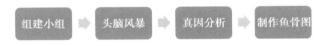

图 2-6-6 鱼骨图制作步骤

(一) 确定主题（确定鱼头）

1. 确定主题内容

（1）临床护理工作中常出现的问题。

（2）依据医院发展目标，院内制定的质量改善项目。

（3）文献检索、调查得到的尚未解决的护理难题。

（4）依据头脑风暴法、柏拉图的二八原则确定的问题。

2. 确定鱼头方向

依据鱼头的问题判定是原因型还是对策型，确定鱼头的朝向。比如若分析降低 VAP 发生率的对策，鱼骨图的鱼头一般朝向左侧；若分析分析护士离职率高的原因，则鱼骨图的鱼头一般朝向右侧。

3. 画出鱼头

画出三角形作为鱼头，画出一条水平线作为鱼骨图的主骨。如图 2-6-7：

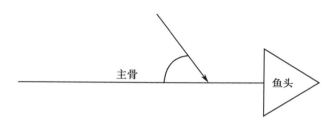

图 2-6-7 绘制鱼骨图主骨

（二）确定并画出鱼骨

1. 确定大骨

（1）5M1E 分析法确定大骨

人（Man）：实施者（如医生、护士、家属、患者）的认识、技术熟练程度、身体健康状况等。

机器（Machine）：在临床中常指医疗器械设备的精度和保养情况等。

材料（Material）：材料或物料的成分、性能、功效等，比如：洗手液、消毒液等。

方法（Method）：企业中多指加工工艺、操作规程等。临床中可指护理操作过程、护理方法等。

测量（Measure）：采取的测量方法是否正确。

环境（Environment）：工作场所的温度、湿度、光照、清洁程度情况等。

（2）画出大骨

将人、机、料、法、环、测放置在主骨之上，且大骨直线与主骨直线呈 45°~60°夹角。如图 2-6-8。

2. 确定中骨和小骨

（1）5why 分析确定中小骨

5why 分析法由日本的 Sakichi Toyoda 首先提出，是通过询问"为什么"来寻找问题所在和根本原因的一种方法。具体实施时，面对一个问题、现象，先询问一个为什么，比如患者为什么跌倒？对于第一个为什么的回答，一般比较表浅，应基于该回答询问第二个为什么，直至探索到问题背后深层次原因。虽然 5why

料
机
人
大骨
主骨
鱼头
法
环
测

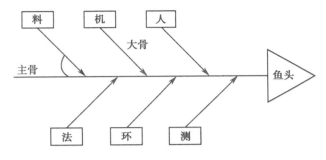

图 2-6-8　绘制鱼骨图大骨

分析法询问方法简单，但值得注意的是，询问的问题不应偏离问题主线，以免进入对同一问题询问的恶性循环，5why 分析法具体运用见图 2-6-9。

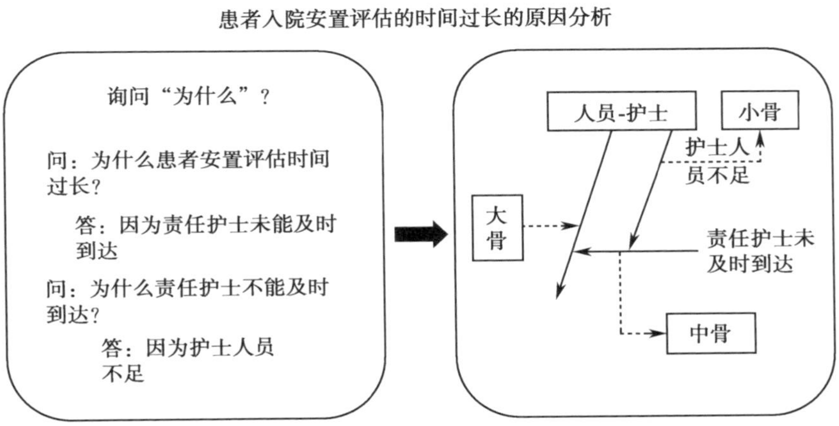

患者入院安置评估的时间过长的原因分析
询问“为什么”？
问：为什么患者安置评估时间过长？
答：因为责任护士未能及时到达
问：为什么责任护士不能及时到达？
答：因为护士人员不足
人员-护士
小骨
护士人员不足
大骨
责任护士未及时到达
中骨

图 2-6-9　5why 分析分示例

(2) 画出中骨和小骨

中骨和大骨的夹角，小骨和中骨的夹角为 45°-60°。如图 2-6-10。

(三) 确定重要原因

1. 概念区分

(1) 原因：经过头脑风暴法、访谈、专家讨论，整理得到的所有因素。

(2) 要因：根据经验判断或投票选出的原因，但未经过现场收集数据的验证。

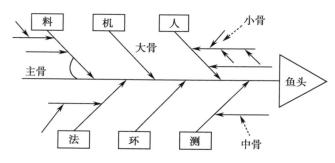

图 2-6-10　绘制鱼骨图中骨和小骨

（3）真因：经过现场测量、现场调查收集数据，所验证出来的真正原因。

2. 确定要因

（1）专家建议

（2）查找相关文献

（3）组员投票

3. 真因验证：坚持"现场、现物、现实"的原则

（1）现场验证：通过现场试验，取得数据来证明是否为真因。

（2）现场测量：通过现场测量、取得数据，与标准对比，看是否符合标准要求。比如：一患者主诉头晕，考虑可能由血压升高引起，护士测量患者血压，记录患者血压值为 125/80mmHg，与正常血压值进行对比，符合舒张压和收缩压正常取值范围，即非真因。

（3）调查分析：不能够使用现场测量和现场观察得到数据时，尤其以人员为对象的因素，可通过设计调查问卷，获得数据，分析是否为真因。比如患者满意度、护士执业环境得分等。

（四）整理并画出鱼骨图

鱼骨图可借助计算机软件画出，比如 office 软件、XMind 等，见图 2-6-11。本章节的鱼骨图制作方法以 XMind 软件为例。

四、案例分析

某三级综合医院 2017 年全院平均跌倒发生率为 0.05/千床日，通过各科跌倒发生率的比较发现，2017 年 12 月，神经内科跌倒发生

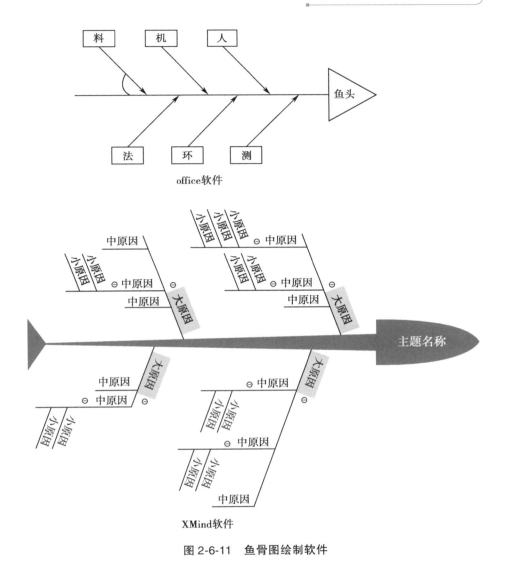

office软件

XMind软件

图 2-6-11 鱼骨图绘制软件

率达到了 0.08/千床日,明显高于全院的平均水平,护理部主任组织 8 名成员组成小组,对神经内科病房的跌倒发生情况进行了原因分析,并制作鱼骨图。

分析过程:

本例的图形制作使用 XMind8 软件。

1. 确定主题

主题:患者跌倒发生率高的原因。

类型:原因型鱼骨图,鱼头靠右。

XMind 操作步骤:打开 XMind 软件-选择新建-鱼骨图(头向右)-点击鱼头,添加文本,如图 2-6-12 和图 2-6-13 所示。

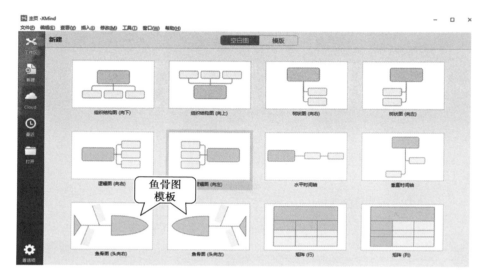

图 2-6-12　XMind 软件鱼骨图模板

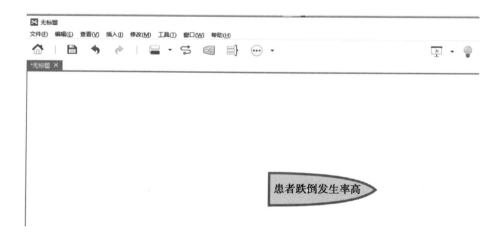

图 2-6-13　利用 XMind 绘制鱼头

2. 整理要素

要素确定方法:头脑风暴法(图 2-6-14)

要素整理分类:

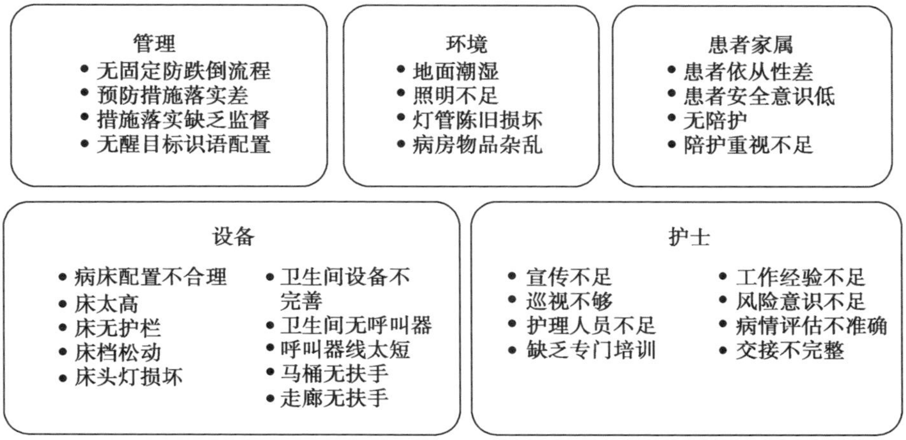

管理	环境	患者家属
• 无固定防跌倒流程 • 预防措施落实差 • 措施落实缺乏监督 • 无醒目标识语配置	• 地面潮湿 • 照明不足 • 灯管陈旧损坏 • 病房物品杂乱	• 患者依从性差 • 患者安全意识低 • 无陪护 • 陪护重视不足

设备	护士
• 病床配置不合理　• 卫生间设备不 • 床太高　　　　　　　完善 • 床无护栏　　　　• 卫生间无呼叫器 • 床档松动　　　　• 呼叫器线太短 • 床头灯损坏　　　• 马桶无扶手 　　　　　　　　　• 走廊无扶手	• 宣传不足　　　• 工作经验不足 • 巡视不够　　　• 风险意识不足 • 护理人员不足　• 病情评估不准确 • 缺乏专门培训　• 交接不完整

图 2-6-14　头脑风暴后要素整理与分类

3. 画出鱼骨

大骨：护士、患者和家属、环境、设备、管理，共 5 个。

中骨：17 个

小骨：12 个

XMind 操作步骤：选中鱼头，连续 5 次点击【Enter 键】-选中分支主题，添加文本-点击【Tab 键】添加小骨-选中子主题，添加文本，美化图形。见图 2-6-15 和图 2-6-16。

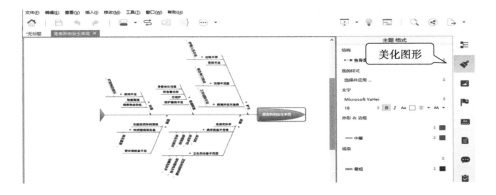

图 2-6-15　XMind 软件绘制鱼骨图

71

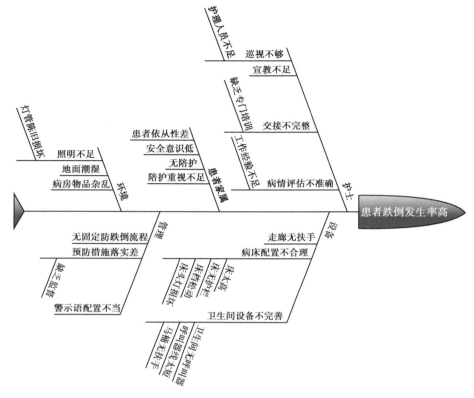

图 2-6-16　患者跌倒发生率高鱼骨图分析

4. 确定要因

确定方法：团体成员对末端原因（能采取具体对策的原因）进行投票。依据判定原则，得分越高，越重要，确定 6 项要因，见表 2-6-1：

（1）缺乏交接专门培训

（2）人员不足

（3）灯管陈旧损坏

（4）地面潮湿

（5）卫生间无呼叫器

（6）马桶旁无扶手

表 2-6-1　要因评价表

序号	原因			小组成员								得分	要因
	大骨	中骨	小骨	A	B	C	D	E	F	G	H		
1	护士	病情评估不准确	工作经验不足	1	3	1	1	1	1	1	1	10	
2		交接不完整	缺乏专门培训	4	5	5	5	5	5	4	3	36	●
3		宣教不足		5	5	5	5	5	4	4	4	37	
4		巡视不够	人员不足	5	3	5	5	5	5	5	5	38	●
5	家属及患者	患者依从性差		3	4	1	1	1	1	1	2	14	
6		安全意识低		1	1	1	1	1	1	1	2	9	
7		陪护重视不够		1	1	1	1	1	1	2	2	10	
8		无陪护		4	5	5	5	5	5	4	5	38	
9	环境	照明不足	灯管陈旧损坏	5	5	5	5	5	4	4	5	38	●
10		地面潮湿		5	5	5	5	5	5	5	5	40	●
11		病房物品杂乱		1	1	1	1	1	1	1	1	8	
12	管理	无固定防跌倒流程		2	1	1	1	1	1	2	2	11	
13		预防措施落实差	缺乏监督	1	1	2	3	1	2	1	2	13	
14		警示语配置不当		3	2	1	1	1	1	1	2	12	
15	设备	走廊无扶手		1	1	1	1	1	1	1	1	8	
16		病床配置不合理	床太高	1	1	1	1	1	1	1	1	8	
17			无护栏	1	1	1	1	3	1	1	1	10	
18			床档松动	3	1	1	1	1	1	1	1	10	
19			床头灯损坏	1	1	1	1	1	1	1	1	8	
20		卫生间配备不完善	卫生间无呼叫器	5	5	3	5	5	5	5	5	38	●
21			呼叫器线太短	2	1	1	1	2	1	1	1	10	
22			马桶旁无扶手	5	5	5	3	5	3	5	4	35	●

注：5 分最重要，1 分最不重要。

5. 真因验证

基于要因，依据"现场、现物、现实"的原则，进行真因验证，见表 2-6-2。

表 2-6-2 真因验证

（1）护理人员不足

名称	描述
方法	调查分析
判别标准	2017 年全院平均护患比为 1∶11，各科室的平均每天护患比应小于等于全院水平。
验证	通过查阅人事变动记录，发现 2017 年 12 月 1 日神经内科 3 名护士离职，1 名护士 2017 年 12 月 3 号请产假，收集 12 月份神经内科开放床位，配备护士各班次总人数，床位使用率，使用护患比计算公式，计算得到 2017 年 12 月份的神经内科平均每天护患比为 1∶13，高于全员平均水平。
是否真因	真因

（2）培训不足

名称	描述
方法	调查分析
判别标准	各班次交接内容完整，所有护士均经过交接班专门培训
验证	通过查看神经内科护理人员交接班记录单，发现该科室护士交接班内容不完整的发生率为 70%，通过设计问卷，调查神经内科所有护士"是否接受交接班相关内容的专门培训"，回答"否"的护士人数占该科室所有护理人数的 50%
是否真因	真因

（3）灯管陈旧损坏

名称	描述
方法	现场验证
判别标准	灯管启动器正常，无破损，正常发光
验证	由后勤部门联系维修人员检查神经内科病房灯管工作情况，科室病房灯管均工作正常。
是否真因	非真因

（4）地面潮湿

名称	描述
方法	现场验证
判别标准	地面干燥,无水渍,清洁;清洁人员定时清洁地面
验证	由神经内科护士长现场查看跌倒患者易发生跌倒区域(卫生间、供热水处),发现下水管堵塞,地面有积水;查核清洁人员清洁记录,2017年12月5日科室楼层清洁人员因家务事请假,科室楼层卫生由其他人员代为清洁,卫生间和热水处清洁次数由原来的每天3次改为每天1次
是否真因	真因

（5）卫生间无呼叫器

名称	描述
方法	现场验证
判别标准	病房卫生间均有呼叫器,并正常使用
验证	由护士长核查病房卫生间呼叫器,发现病房均有呼叫器,所有呼叫器均可以正常使用
是否真因	非真因

（6）马桶无扶手

名称	描述
方法	现场验证
判别标准	病房卫生间马桶均应有扶手
验证	由科室护士长组织人员核查卫生间马桶扶手情况,发现所有病房卫生间马桶均有扶手,且扶手未被损坏。
是否真因	非真因

6. 标出真因

XMind操作步骤:选中真因,点击工具栏中"外框"选项,见图2-6-17。

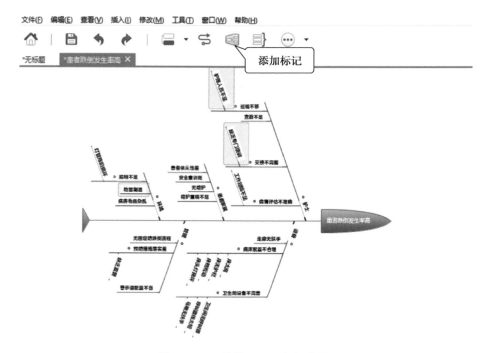

图 2-6-17 利用 XMind 标记真因

五、注意事项

1. 鱼骨图只能用于单一问题的分析,一张鱼骨图只能分析一个问题;

2. 确定鱼骨时,应以问题为主线,贯穿始终,以免偏离主要目的;

3. 鱼骨图多从"人机料法环"几个方面分析,但不仅仅局限于此;

4. 深层分析原因时以找到末端原因(可具体采取应对措施的问题)为目的;

5. 鱼骨图分析原因时应深入分析,以免针对要因不能采取有效措施,影响对策的提出和护理质量改善的效果。

六、小结

鱼骨图主要用于明确要因，是对策与问题关系的直观展示工具。它常用于护理质量改善的解析阶段，帮助探索问题真因。运用鱼骨图可以使我们的工作更系统化、条理化和科学化。鱼骨图还能对同一问题不同时期的发生原因进行多次分析，找寻规律，有利于推进护理质量的改善。

附注：鱼骨图的真因验证，在不同的书籍中有不同的方法，包括依据二八原则确定真因，设定目标值来确定真因，使用统计学方法判定真因。本书通过设定目标值和统计方法判定真因。我们不纠结哪种方法更为准确，但应该坚持一点，真因验证应坚持"三现"原则（现场、现物、现实），用事实说话，用科学的思维进行真因验证。

第七节　管　制　图

一、概述

德国著名数学家、物理学家、天文学家、大地测量学家高斯发现"万事万物均符合正态分布"，所有的数据均会呈现一个集中与离散的趋势（图 2-7-1）。

加利福尼亚大学伯克利分校物理学博士、贝尔电话实验室工程师沃尔特·安德鲁·休哈特 1925 年在新成立的机构-贝尔实验室承担以下任务：为生产部件提供质量保证，提交检测产品性能的报告，为改进控制方法提供各种创造性方案和思路。为提高电讯系统传输的可靠性，要求在生产过程中努力降低产品"质量特性"的"波动"或"变异"，要尽可能避免因为产品出现故障而造成的返修。休哈特把实际生产中存在的这个问题作为研究课题，试图应用统计原理对电话部件的生产过程与传输性能实施科学、有效的管理。他提交了一份报告和控制

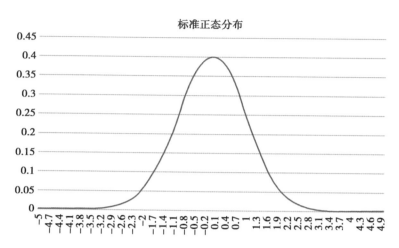

图 2-7-1　正态分布图

图,非常受到管理层的重视。他在该报告最后总结"本报告设计的图表能提示:处在波动或变异状态的检测信号是否达到设定的百分比,这具有指示性的意义;也就是说能提示产品是否满意。"最终,休哈特凭借控制图被世人称为"统计质量控制之父"。

控制图又叫管制图,与推移图不同之处,在于其多了控制界限的标注,能用来判断流程是否稳定,是一种判断特殊变异原因的统计分析管理工具,主要是借由实际品质特性与根据过去经验的管制界限来做比较,按时间先後顺序来判别产品品质是否稳定的一种图形,并研究其变异来源以监视、控制和改善流程(图 2-7-2)。

(一)管制图要点

1. 所关注的事件发生数/率随着时间波动变化。

2. 一般包含 4 条线:折线、CL、UCL 和 LCL。

3. 超过 UCL 和 LCL 的点为需要关注的点。

4. 以监测和及时发现问题为目的!

5. 一般 CL、UCL、LCL 事先需要确定!

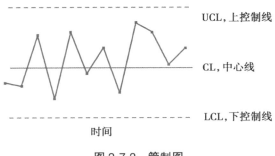

图 2-7-2　管制图

（二）稳态的判定标准

1. 多数点集中在 CL 附近；
2. 各个点呈现随机分布；
3. 所有的点都未超出 UCL 和 LCL；
4. 少数点落在了控制线附近。

（三）异常的判断标准（图 2-7-3）

1. 有超出范围的点；
2. 连续多点排在 CL 一侧；
3. 有区域性或周期性分布。

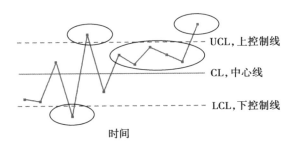

图 2-7-3　异常的管制图

二、应用时机

1. 日常监测，判断各项指标是否处在容许的范围内；
2. 及时发现问题，进行质量改善；
3. 监测实施效果。

三、制作步骤及举例

CL、UCL、LCL 如何确定

1. 根据自己以往的数据计算平均值和标准差；或中位数、上下四分位数；

2. 初定：以平均数作为 CL（发生率指标也可以用年度的值作为 CL），平均数±1 倍标准差作为 UCL 和 LCL；

3. 根据自己医院的实际情况进行调整；

4. 保持稳态，CL 可保持不变，适当调整 UCL 和 LCL；

5. 想要提升，CL 按目标调整，适当调整 UCL 和 LCL。

表 2-7-1　2014~2016 年住院 24 小时护理时数表

年份	月份	住院 24 小时护理时数
2014 年	第一季度	2.73
	第二季度	2.59
	第三季度	2.43
	第四季度	2.63
2015 年	第一季度	2.64
	第二季度	2.75
	第三季度	2.83
	第四季度	2.95
2016 年	第一季度	2.81
	第二季度	2.57
	第三季度	2.34
	第四季度	2.61

如某科室汇总自己科室 2014-2016 年的住院 24 小时护理时数数据，据此制定控制图。利用 EXCEL 的制作过程如下：

1. 将数据汇总成如图 2-7-4 所示,首先分别计算出平均值与标准差,然后据此计算出上下控制线。

	A	B	C
1	年份	月份	住院24小时护理时数
2		第一季度	2.73
3	2014年	第二季度	2.59
4		第三季度	2.43
5		第四季度	2.63
6		第一季度	2.64
7	2015年	第二季度	2.75
8		第三季度	2.83
9		第四季度	2.95
10		第一季度	2.81
11	2016年	第二季度	2.57
12		第三季度	2.34
13		第四季度	2.61
14		第一季度	
15	2017年	第二季度	
16		第三季度	
17		第四季度	
18			
19		平均值	2.656666667
20		标准差	0.170684695
21		上限	2.998036456
22		下限	2.315296877
23			

=average(C2:C13)
=stdev(C3:C13)
=平均值+2标准差
=平均值-2标准差

图 2-7-4 数据汇总及计算

注:LCL 和 UCL 值在确定时,需要根据医院的实际管控能力进行选择,如管控能力较弱可选择 2 倍标准差,较强可选择 1.5 或 1 倍标准差。

2. 将数据汇总成如图 2-7-5 所示;

	A	B	C	D	E	F
1	年份	月份	住院24小时护理时数	CL	UCL	LCL
2		第一季度	2.73	2.65667	2.99804	2.3153
3	2014年	第二季度	2.59	2.65667	2.99804	2.3153
4		第三季度	2.43	2.65667	2.99804	2.3153
5		第四季度	2.63	2.65667	2.99804	2.3153
6		第一季度	2.64	2.65667	2.99804	2.3153
7	2015年	第二季度	2.75	2.65667	2.99804	2.3153
8		第三季度	2.83	2.65667	2.99804	2.3153
9		第四季度	2.95	2.65667	2.99804	2.3153
10		第一季度	2.81	2.65667	2.99804	2.3153
11	2016年	第二季度	2.57	2.65667	2.99804	2.3153
12		第三季度	2.34	2.65667	2.99804	2.3153
13		第四季度	2.61	2.65667	2.99804	2.3153
14		第一季度		2.65667	2.99804	2.3153
15	2017年	第二季度		2.65667	2.99804	2.3153
16		第三季度		2.65667	2.99804	2.3153
17		第四季度		2.65667	2.99804	2.3153

图 2-7-5 数据整理

3. 选中图 2-7-6 中的所有内容,点击插入折线图,即可得到下图;

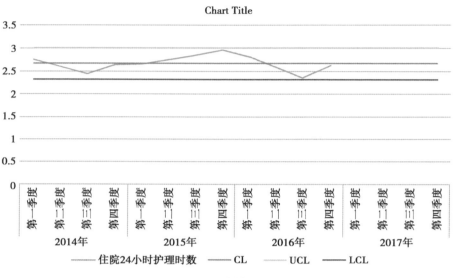

图 2-7-6　形成控制图雏形

4. 对数据进行美化,调整纵轴最大值最小值,线条颜色与类型等,即可得到比较适用的控制图了,如图 2-7-7。利用此图形即可监控 2017 年科室住院 24 小时护理时数情况。

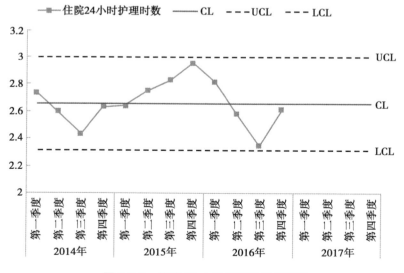

图 2-7-7　住院 24 小时护理时数控制图

四、注意事项

利用控制图进行质量改善需要进行自我定位,通常利用控制图进行质量改善需要走较长的一个流程。如图2-7-8所示,期初很多点超过控制图的上下限,中心线也高于国内水平与国外水平,这时处于系统不稳定阶段,首先要做的便是让系统稳定,即减小数值的波动范围,而中心线可能保持不变;经过努力,达到系统稳定的阶段,虽然没有点超出上下限,但波动范围依旧比较大,这个时候可以考虑缩窄上下限的范围,让数值控制在更加小的范围内,而中心线可以依旧保持不变;达到降低变异的目的后,可以考虑系统改善,在保持系统稳定的情况下,逐渐降低平均水平,直至和国内平均水平或国际水平持平。

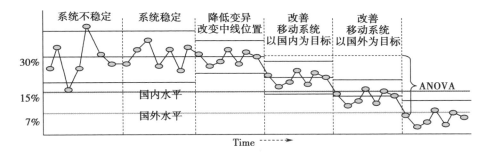

图2-7-8　利用控制图进行护理质量改善

利用控制图进行质量管理,需要确定比较合适的监测周期,比如对于不良事件的监控,如果周期太短,不良事件的出现将会波动较大,因为不良事件大部分均为偶发,偶发的不良事件在短周期内会变得尤其高,也就很难实现监测的目的了。比如用周来监测不良事件可能就不太合适,因为大部分周可能都不会出现不良事件,只有极个别的周才会出现,而用月监测可能会比周要好些,月度的数据变化波动也会相对稳定。但是利用月度监测的话,便也会损失部分监测的实时性。因此建议需要综合考虑指标的特征,确定好一个比较合适的监测周期。

控制图中心线和上下控制线要根据情况及时更新,比如大多数点都已经在中心线一侧的时候,表明整体已经偏离中心线,变好或变差了,此时就需要调整中心线了。

五、小结

1. 控制图可以及时监测并发现问题;

2. 控制图是进行长期质量改善的监测与控制;

3. 控制图主要应用于质量改善过程中的现状把握、效果确认阶段;

4. 控制图是最能体现管理思维的图形,需要得到管理者的重视。

第三章

其他质控手法

第一节　亲　和　图

一、概述

我们进行头脑风暴,发散思维,想出了各种原因或者对策,但是原因或者对策中可能会有重复,包含,交叉等多种可能,为了让结果更清晰、更有条理,进行系统有效的梳理便非常必要,因此需要掌握另外一种工具,亲和图。

将未知的问题、未曾接触过领域的问题的相关事实、意见或设想之类的语言文字资料收集起来,并利用其内在的相互关系做成归类合并图,以便从复杂的现象中整理出思路,抓住实质,找出解决问题的途径的一种方法。

亲和图的目的是在解决重要问题时,将混淆不清的事物或现象进行整理,以使问题得以明确。

二、应用时机

亲和图一般用于头脑风暴或者意见收集后的整理工作。

三、制作步骤及举例

案例:了解医院护士在静脉输液相关知识培训方面的需求
1. 主题确定
了解医院护士在静脉输液相关知识培训方面的需求

2. 收集资料

方法：发放调查问卷《您认为较好的静脉输液相关知识培训方法有哪些》

调查结果：

1. 学习网上教学视频；2. 科室进行集中学习；3. 实例讲解并进行演练；4. 手机 APP 客户端进行学习；5. 全院护士进行分批学习；6. 进行静脉输液现场培训；7. 制作静脉输液口袋书；8. 建立静脉输液专门邮箱定期发送相关讯息；9. 建立静脉输液的博客；10. 针对典型病例进行专门培训；11. 各科静脉输液能手在科内进行培训；12. 组织静脉输液沙龙知识更新；13. 模拟病房现场培训；14. 加强对患者家属的宣教。

3. 将每条建议制作卡片（图 3-1-1）

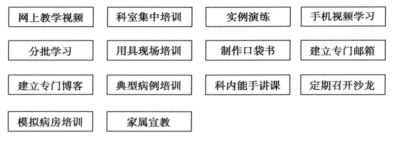

图 3-1-1　形成建议卡片图

4. 整理卡片

发现手机视频学习和网上教学视频重复，可以删除；分批学习已经是常态了，没必要在单独列出，可以删除（图 3-1-2）。

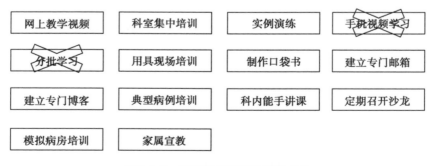

图 3-1-2　删除重复或不合适的卡片

5. 归纳卡片：对剩下的所有内容进行归类(图 3-1-3)。

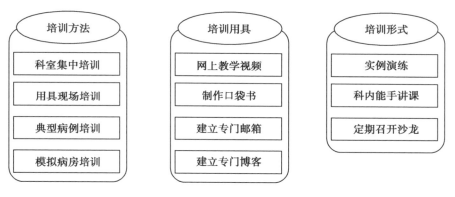

图 3-1-3　将卡片进行归类

6. 完成亲和图(图 3-1-4)

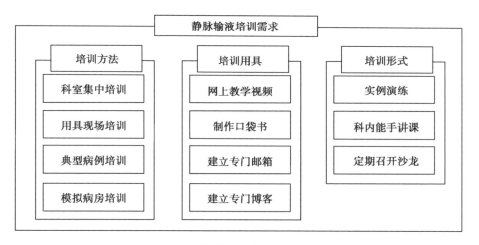

图 3-1-4　静脉输液培训需求亲和图

四、注意事项

1. 按各因素之间的亲和性分类;

2. 对于要求迅速解决、"急于求成"的问题,不宜用亲和图法。

五、小结

1. 亲和图常用于归纳、整理由头脑风暴所产生的各种意见、观点、想法等语言资料,使得问题明朗化,可使不同见解的人统一思想,培养团队精神。

2. 制作亲和图更多的是一个过程,而不是结果,通常制作完亲和图后,要绘制成更加系统的鱼骨图或系统图。

3. 亲和图常用于质量改善过程中的主题选定,解析,对策拟定步骤中。

第二节　系　统　图

一、概述

在质量管理过程中,质量问题都可以从多个方面思考原因,任何问题也都可以从多个方面思考对策,而将思考的结果绘制成图形则可以选择系统图(图3-2-1)或者鱼骨图。本节详细讲述一下系统图。

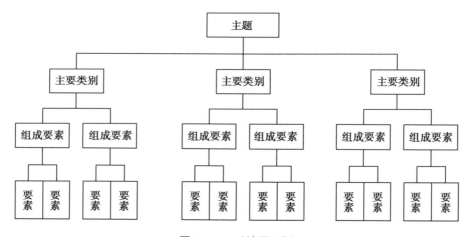

图 3-2-1　系统图示例

系统图就是把要实现的措施或手段,系统地展开,并绘制成图,以明确目的与需求,抓住问题的重点,寻找最佳手段或措施的一种方法。

(一) 系统图的分类

1. 对策型系统图:以"目的—方法"方式展开,从目的出发,思考实现目的的主要方法,然后对每个主要方法的实施,进一步发散思维,给出更加详细的方法,向下扩展到可操作的层面(图3-2-2)。

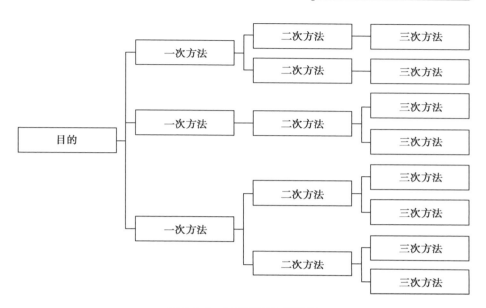

图 3-2-2 对策型系统图示例

2. 原因型系统图：以"结果—原因"方式展开，从某个结果出发，思考导致这个结果的表层原因，进一步思考深层原因，直至思考到系统层面的可以干预的原因（图 3-2-3）。

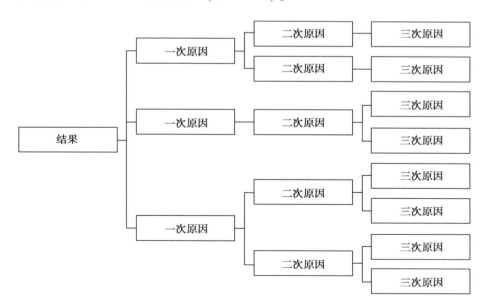

图 3-2-3 原因型系统图示例

（二）系统图的特点

1. 对复杂的项目或目标,效果突出,很容易对事项进行展开。

2. 协调、归纳、统一成员的各种意见,把问题看得更全面,方法和工具可能选得更恰当有效。

3. 容易整理、观看时简洁、直观、明了。

二、应用时机

1. 当主题已知并且泛泛地给出,而需要将其转化为具体细节时;

2. 当寻求达成一个目标的合理步骤时;

3. 当策划实行一个方案或其他计划的具体行动时;

4. 当对过程进行详细的分析时;

5. 当探究问题的根本原因时;

6. 当评估解决问题的几个可能方案时。

三、制作步骤及举例

案例:住院患者发生跌倒原因的系统图

1. 组成专题改进小组,一起来思考住院患者发生跌倒的原因;

2. 确定患者发生跌倒可能的原因分类,如患者因素、护理人员因素和环境因素。当然,也可以考虑从"人机料法环"等方面去思考,原则是需要把可能影响患者跌倒的因素全都思考在内。

3. 分别从患者因素、护理人员因素和环境因素进一步思考原因,可以用"5WHY"分析法来辅助思考。

4. 将思考的结果画成系统图,确保顺序和逻辑上没有差错,如图 3-2-4 所示。

案例二:如何落实质量改善项目

整体的过程和案例一相似,可以得到如下系统图(图 3-2-5)。

四、注意事项

1. 系统图中不能出现箭头;

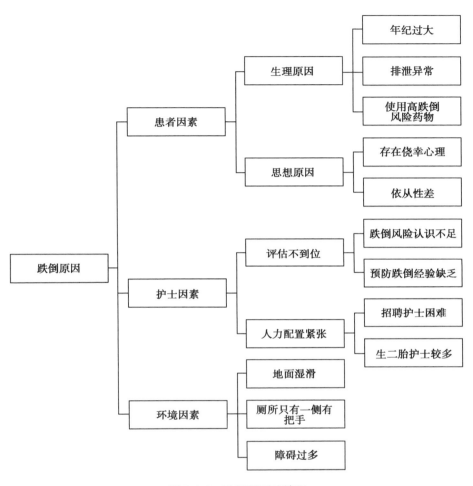

图 3-2-4 跌倒原因系统图

2. 系统图中的主要类别需要根据具体问题和逻辑进行分类;

3. 系统图中改善对策要具有有效性;

4. 系统图与鱼骨图的区别:

(1) 系统图的思考方式和鱼骨图一致,关注的原因也类似,主要是绘图方式不一致;

(2) 系统图中分析原因的层次不受限制,而鱼骨图可能会受图形制作影响,通常只能分析到第三层或第四层原因;

(3) 系统图在原因类别少于两个情况下,比鱼骨图更便于应用。

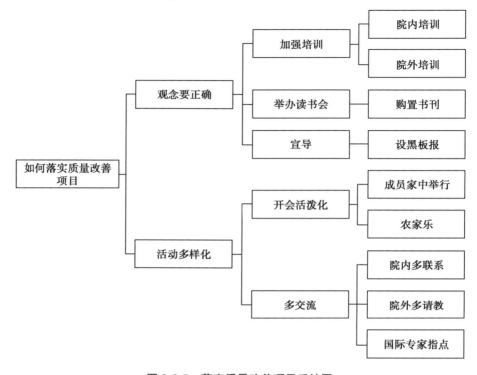

图 3-2-5　落实质量改善项目系统图

五、小结

1. 系统图可以帮助我们面对复杂问题的时候理清思路,使复杂的问题简单,清晰,易于理解。

2. 系统图可以应用于质量改善过程中的现状把握、解析过程、对策拟定过程中。

第三节　关　联　图

一、概述

在医疗领域,临床护理问题错综复杂,理清这些问题产生的原因不是一件容易的事情,关联图为理清这些复杂问题提供了一种很好的方法。

（一）概念

关联图（Association Diagram）是以图式的形式，明了表达相互纠缠的原因与结果（手段与目的）的单一或多个因素之间的关系，以找出主要因素，是一种通过逻辑关系理清复杂关系的一种方法（图3-3-1）。

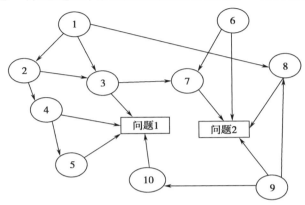

图 3-3-1　关联图示例

（二）关联图的构造要素

1. 因素：表示是通过头脑风暴法、访谈法等方法获得的一系列要素（常为原因），常用椭圆圈表示；

2. 问题点：表示关注的问题，常为一个或者多个，用矩形框表示；

3. 关系线：用于说明因素与问题点的逻辑关系，常用带箭头的直线表示，箭头方向代表逻辑关系方向。

见图 3-3-2。

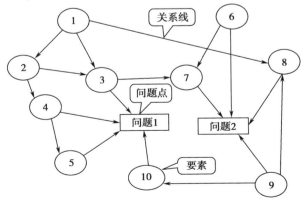

图 3-3-2　关联图构造要素

（三）关联图类型

关联图可以根据不同的方式划分

1. 根据目的不同,可以分为单目的型和多目的型,如图 3-3-3。

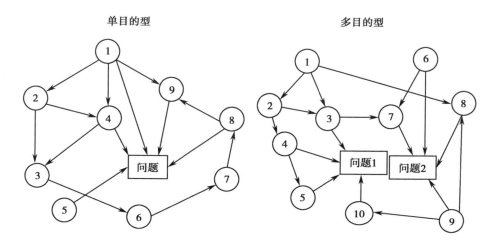

图 3-3-3　但目的型与多目的型关联图

2. 根据问题所在的位置,可以分为中央集中型和单侧集聚型,如图 3-3-4。

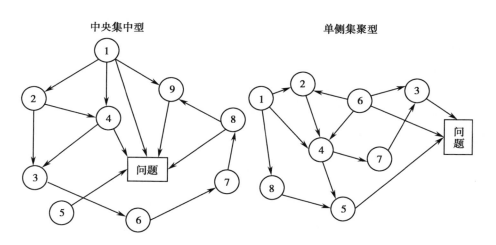

图 3-3-4　中央集中型与单侧集聚性关联图

二、应用时机

关联图常用在护理质量改善阶段的解析阶段,也可用在主题选定和现状把握阶段,但在护理质量改善项目中解析常使用鱼骨图,故关联图不常用,但当出现多个问题点,且因素之间有交叉时,制作关联图是较好的选择。

关联图和鱼骨图对比表如下(表3-3-1)。

表 3-3-1　鱼骨图和关联图异同点

工具	适用场合	因素是否交叉	因素层次	图形
鱼骨图	针对单一问题与多个要素进行分析	因素之间无交叉	一般不超过4层	
关联图	对一个或多个问题与多个因素进行分析	因素与问题之间存在交叉	无限制	

三、制作步骤

关联图的制作一般使用 office 软件通过插入不同形状来制作。

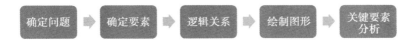

确定问题 ➡ 确定要素 ➡ 逻辑关系 ➡ 绘制图形 ➡ 关键要素分析

1. 确定问题点　常为影响护理质量改善项目主题的关键问题,是需要深入分析的因素。比如降低 VAP 的发生率是质量改善项目的主题,口腔护理不完善、手卫生依从性差是影响 VAP 发生率的主要方面,口腔护理不完善和手卫生依从性差即是问题点。

2. 确定要素　即是寻找影响问题点的原因,可通过头脑风暴法、文献法、访谈法等确定尽可能多的原因。这一步骤和鱼骨图的原因确定的方法类似。

3. 确定逻辑关系 理清因素与问题点、因素与因素之间的关系，以原因—结果的方向确定箭头方向，并将有联系的因素就近放置。

4. 绘制关联图 打开 PowerPoint，单击主菜单中的"插入"选项，单击插图中的"形状"，选择"矩形"，输入文本即可作为问题点；单击"插入"，单击"形状"，选择"椭圆"，放置在问题点周围位置，多次重复以上操作；单击"插入"，单击"形状"，选择"线条"中的"直线箭头"，放置在因素与因素、因素与问题点之间，适当调整问题点和因素的位置。

5. 确定关键要素 通过计算，明确要点，确定关键要素，即主要关注的要点和采取措施来解决的关键方面。关键要素常为主因和关键中因。

四、工具解读

质量工具在护理临床的使用是为了更好的指导护理决策，工具解读教授如何看懂工具。关联图的一方面作用是理清各要素与问题点之间的关系；另一方面，关联图还可以确定关键要素。如何确定关联图的各要素之间的逻辑关系？如何确定关键要素？

1. 判定关联图各因素和逻辑关系

关联图的包括问题点、箭头线和要素；要素依据不同的重要程度，又可分为主因、关键中间原因、中间原因（图 3-3-5）。除了依据不同的形状可以区分问题点和要素，更重要的应依据箭头线的进出数量来确定。

（1）问题点：箭头只进不出

（2）主因：箭头只出不进

（3）中间原因：箭头有进有出

（4）关键中间因素：箭头出多于进

2. 确定关键要因

依据箭头方向和多少赋分，每个箭头计 1 分，进为+1 分，出

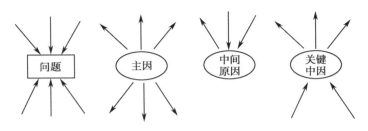

图 3-3-5 关联图各因素和逻辑关系图示

为-1分,计算平均分,每个项目得分之和与平均分比较,找到关键要因。

(1)平均分=箭头数/卡片数,平均分向上取整,如平均分等于1.73或者1.4,则即平均分均为2。

(2)卡片数即为要素和问题点的数量之和。如有15个因素,2个问题点,卡片数即为17。

(3)在判定关键要素时,常关注的为负值(关键中间原因和主因),且绝对值≥平均分的要素,也可以根据组员和专家建议适当调整,除了确定的关键要素之外,还可以关注几项可能影响较大因素。

五、案例分析

某地区 A 医院 2012 年底,医院扩大床位规模,ICU 床位由原来的 13 张增加到 24 张,护士人数增加 8 人,依据省护理质控中心要求,查检并记录 ICU 科室的非计划拔管发生情况,统计了 2013 年第一季度(1~3 月份)的非计划拔管例数和置管例数,计算非计划拔管率分别为 12.8%,13.1% 和 13.4%,明显高于 2012 年平均非计划拔管率 10.2%,故 ICU 科室护士长组织小组成员对影响非计划拔管的因素进行分析,患者约束无效是影响非计划拔管的主要方面,现针对患者约束无效召开头脑风暴会议,寻找影响导管固定不完善的关键原因。

1. 确定问题点　患者约束无效

2. 确定要素　经过 8 名小组成员激烈的头脑风暴会议,整理出以下 23 个要素:

1. 患者体型过胖或过瘦;2. 患者情绪激动;3. 陪护重视度不够;4. 护士未经过系统培训;5. 护士不够重视;6. 护士巡视不足;7. 护士人员不足;8. 护士人力配置不当;9. 约束装置出现故障;10. 约束装置未及时检查;11. 装置使用后未清洗;12. 约束装置落后;13. 约束具松紧难控制;14. 护士工作量大;15. 约束部位不正确;16. 约束方法不正确;17. 约束不当导致滑脱;18. 病房环境光线不足;19. 病房环境温度高;20. 病床狭窄;21. 约束空间狭小;22. 护士评估不到位;23. 护士对家属宣教不足。

3. 绘制关联图 本例中一个问题点,无方向偏向,所以制作单目的中央型的关联图。将相关的同一类属的放置在就近位置。绘制并调整要素位置,即可(图3-3-6)。

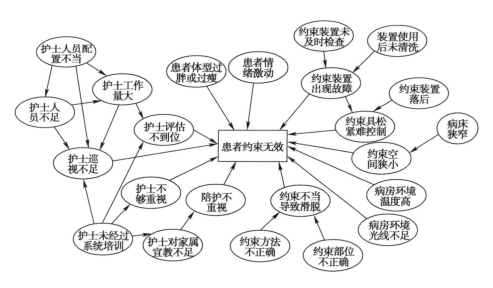

图 3-3-6 患者约束无效关联图

4. 确定关键要素

关联图中共有 30 个箭头线,23 个要素和 1 个问题点;平均分 = 30/24 = 1.25,向上取整即为 2。箭头进取正分,出为负分。判定要素结果具体见表 3-3-2。

表 3-3-2 要素得分表

因素	箭头数目	得分	构成要素
患者体型过胖或过瘦	−1	−1	主因
患者情绪激动	−1	−1	主因
陪护重视度不够	+1−1	0	中间原因
护士未经过系统培训	−4	−4	主因
护士不够重视	+1−1	0	中间原因
护士巡视不足	+4−1	3	中间原因
护士人员不足	+1−2	−1	关键中间原因
护士人力配置不当	−3	−3	主因
约束装置出现故障	+2−2	0	中间原因
约束装置未及时检查	−1	−1	主因
装置使用后未清洗	−1	−1	主因
约束装置落后	−1	−1	主因
约束具松紧难控制	+2−1	+1	中间原因
护士工作量大	+2−2	0	中间原因
约束部位不正确	−1	−1	主因
约束方法不正确	−1	−1	主因
约束不当导致滑脱	+2 −1	+1	中间原因
病房环境光线不足	−1	−1	主因
病房环境温度高	−1	−1	主因
病床狭窄	−1	−1	主因
约束空间狭小	+1−1	0	中间原因
护士评估不到位	+2−1	+1	中间原因
护士对家属宣教不足	+1−1	0	中间原因

5. 结果解读

对于患者约束无效这个问题,最主要的原因是护士未经过系统培训和护理人员配置不当,依据专家建议,也将护士人员不足、约束方法不正确和约束位置不正确作为关注的要因,ICU 护士长对此 3 项要因也重点关注。

六、小结

关联图常用在解析阶段,也可用在主题选定和现状把握阶段。关联图制作较繁琐,常用于分析多个问题点,且各要素之间存在交叉。应注意的是关联图和鱼骨图之间均主要用于解析阶段,但关联图可在同一图上呈现多个问题点和多个要素之间的关系,但是一张鱼骨图只能呈现一个问题点。

第四节 过程决策计划图

一、概述

你是否在执行计划期间遇到各种各样的意外?

你是否总是感叹"计划赶不上变化"?

那是因为你还没掌握 PDPC 法!

PDPC 法(Process Decision Program Chart)又称过程决定计划图,是针对计划的实施,随着事态的进展而设想各种结果与问题,以制定出能获得理想结果的过程手法。在执行工作计划的过程中,随着事态的进展,预测未来可能发生的不希望情况或结果,进而采取防患于未然的措施,使事实的发展,尽可能导向所希望方向的工具图(图 3-4-1)。

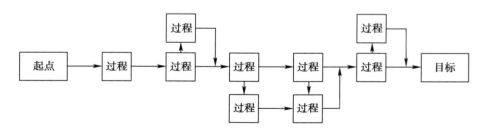

图 3-4-1 过程决策计划图示例

(一) PDPC 法的特征

1. PDPC 法不是从局部,而是从全局、整体掌握系统的状态,因而可作全局性判断。

2. 可按时间先后顺序掌握系统的进展情况。

3. 情况及时,计划措施可被不断补充、修订。

（二）PDPC 法的分类

1. 顺向思维法:顺向思维法是定好一个理想的目标,然后按照顺序考虑实现目标的手段和方法。这个目标可以是任何的东西,比如一个活动计划,一个改善项目或措施等。为了能够稳步达到目标,需要设想很多条路线(图 3-4-2)。

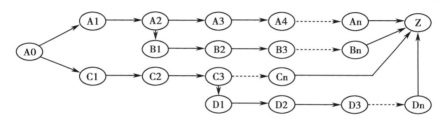

图 3-4-2　顺向思维过程决策计划图示例

2. 逆向思维法:当从理想状态或非理想状态出发,逆向而上,从大量的观点中展开构思,使其和初始状态连接起来,详细研究其过程做出决策,这就是逆向思维法(图 3-4-3)。

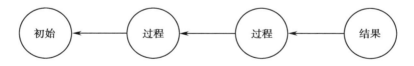

图 3-4-3　逆向思维过程决策计划图示例

二、应用时机

1. 目标管理中实施计划的拟定;

2. 重大事件的预测及对策的拟定;

3. 一般管理活动计划的拟定。

三、制作步骤及举例

1. 决定实施目标(计划主题);

2. 从计划开始到目标达成为止,将必要的方案、设想的状态,分别计入卡片上;

3. 计划开始到达成目标之间,将卡片依时间序列排列,做出一个达成目标的可能路径,用箭头线连接;

4. 中间的过程中,实施困难或预想失败之处(以 NO 表示)选定另一个或数个替代方案,追加卡片,以提高达成目标的可能性;

5. 对于性质不同的内容,应视其相互关联性,决定优先级;

6. 依做成的 PDPC 图,具体实施,并定期检讨修正,或做出新的 PDPC 图。

案例一:预防入院患者跌倒的应急预案

患者入院,需要对患者进行宣教,告知危险因素及防跌倒相关注意事项,采取积极防范措施,如果期间没有发生跌倒,疾病痊愈出院即可;如果住院期间发生跌倒紧急事件,需要通知医生,由医生检查处置后搬动患者,然后做其他后续检查,看跌倒情况,给出针对性的措施,之后上报跌倒不良事件,对该患者再次加强宣教及告知危险因素。本过程即是对可能出现的跌倒事件做了详细的对策,并绘制成图,方便医护人员处置跌倒的紧急情况,如图 3-4-4 所示。

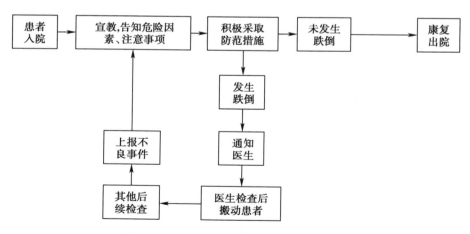

图 3-4-4　预防入院患者跌倒的应急预案图

案例二:药物过敏性休克的应急预案

如果患者在服用某药物后发生过敏性休克,立即停用该药物,让患者平卧,进行就地抢救,同时通知医生,然后给予氧气吸入,建立静脉通道,之后观察病情,告知家属,最后进行记录抢救过程;如果抢救中患者出现呼吸抑制应立即进行人工呼吸;如果抢救中患者出现喉头水肿,考虑气管插管;在整个流程中如果出现心脏骤停则进行心脏复苏操作。需要将患者可能出现的比较危急的情况均事先想清楚,并针对性的想出对策,以避免临时出现问题导致慌乱的局面产生(图 3-4-5)。

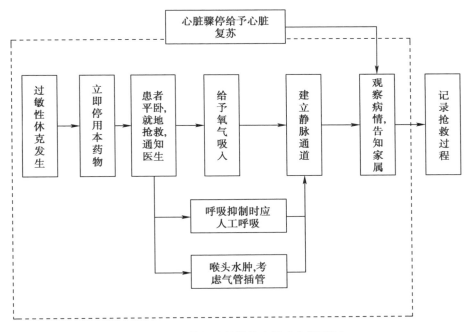

图 3-4-5　药物过敏性休克的应急预案图

四、注意事项

PDPC 法的关键是把可能出现的意外情况事先思考到,并事先做出对策,可以让执行者明确知道遇到何种情况该如何做,从而很好的实现最终的目标。

五、小结

1. PDPC 法是一个系统思考问题的方法,是针对为了达成目标

103

的计划,尽量导向预期理想状态的一种手法。

2. PDPC 法的关键是识别出项目的高风险因素。

3. 实际上 PDPC 法在哪里都可以应用。只要做事情,就可能有失败,如果能把可能失败的因素提前都找出来,制定出一系列的对策措施,就能够稳步地、轻松地到达目的。

4. PDPC 图不是一成不变的,而是根据具体情况,每隔一段时间修改一次。

5. PDPC 法一般应用于质量改善过程中的对策拟定。

6. 应随时配合使用质量管理的其他工具。

第五节　箭　线　图

一、概述

作为管理者,免不了做各种计划,这个时候也可以借助一些图形来帮助我们明确计划的各个环节。常见的关于制定计划的图形有甘特图和箭线图(图 3-5-1),本节与大家一起分享一下箭线图的内涵与制作过程。

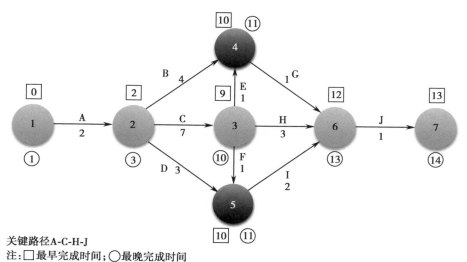

关键路径A-C-H-J
注:□最早完成时间;○最晚完成时间

图 3-5-1　箭线图示例

箭线图,又称要经法,将项目中包含的人力资源、财务费用、设备、物品等,以及相关流程如制定计划、预算、完工等日期,整合在同一个工具中,利用图表的方式,确保在期限内及有限的资源完成此项目。

二、应用时机

制作各类比较具体的工作计划时均可以考虑箭线图。

三、制作步骤及举例

1. 现将项目分解成详细的任务。绘图的重点是以箭头线图开始,一个箭头代表一个作业,不论长短或是方向,唯一有意义的是相互连结的顺序。

2. 每次设置一个箭头时,都必须清楚知道三个基本问题:

①前面的任务是什么?

②什么任务会同时完成?

③下面的任务是什么?

3. 任务如有需要时间、金钱、设备与人力,则使用实线。若只是对其他任务的相关归属依赖性且不需要时间,使用虚线表示。

4. 每个任务皆有起点和终点,皆使用圆形表示。绘图完成后,所有的事件皆需要以顺序编号,每项任务之间必须要估计所需时间与费用,决定整个项目全部的时间费用等资源。

5. 将项目中所需最长时间路线的连接,就是此项目的关键路径,必须特别关注其有无符合进度,加以调整控制。

四、案例解析

医院想要办一个活动,想要确定一个详细的计划及执行时间,怎么做?

计划的事件有:

①举办 2017 年员工健走活动;②通知员工;③最初人数定案;④确定时间;⑤确定行程路线;⑥最后确定健走活动;⑦出发。

确定每个任务的最早完成时间(用□表示在事件上方)与最晚

完成时间(用○表示在事件下方),耗费时间最长的路径就是关键路径,用以评估控制最周详的计划执行时间(图3-5-2)。

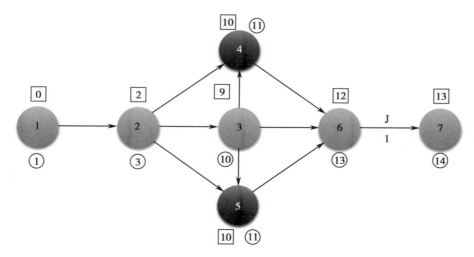

图 3-5-2 绘制计划事件顺序

过程中需要完成作业的(图3-5-3):

A 计划开始执行;B 列出合宜时段;C 联络员工;D 规划路线探查;E 告知时间;F 告知路线;G 安排出发时间;H 准备必需品;I 集合地点;J 启程。

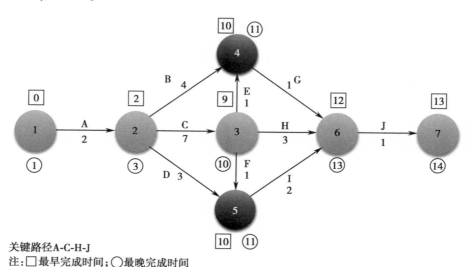

关键路径A-C-H-J
注:□最早完成时间;○最晚完成时间

图 3-5-3 绘制作业过程

五、注意事项

1. 因为所有的项目时间都是按照经验与主观想法设计，易受到意外事件的影响，故需要缓冲时间或是随时调整专案的进度；

2. 关键路径上最长的工作时间，决定专案最快完成的时间，而关键路径上每个任务都是关键项目，任何任务延迟都会延误到整个项目的进行；

3. 每个任务上都尽量设定最早可以完成的时间与最晚必须完成的时间，也就是所谓乐观时间与悲观时间，如此一来，可以对整个计划做更周详的控制。

箭线图与甘特图区别与联系

利用箭线图来制定计划，可以纳入更多的细节，比如资源，比如先后顺序或者流程顺序（图 3-5-4），但是不太容易体现计划的时间与实际的时间出入情况是怎样的；而甘特图不太能体现复杂的先后关系及依赖关系，但能够很好地展现计划时间与实际时间的差别在哪，如图 3-5-5 所示：

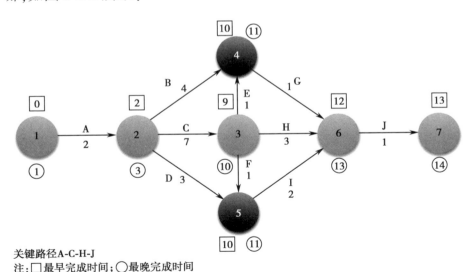

关键路径 A-C-H-J
注：□最早完成时间；○最晚完成时间

图 3-5-4　箭线图示例

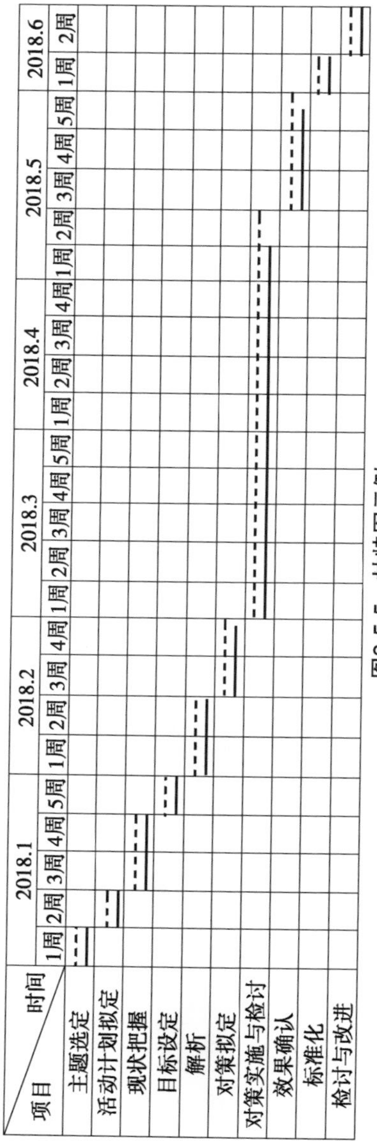

项目	时间	2018.1					2018.2				2018.3					2018.4					2018.5					2018.6	
		1周	2周	3周	4周	5周	1周	2周	3周	4周	1周	2周	3周	4周	5周	1周	2周	3周	4周	1周	2周	3周	4周	5周	1周	2周
主题选定																										
活动计划拟定																										
现状把握																										
目标设定																										
解析																										
对策拟定																										
对策实施与检讨																										
效果确认																										
标准化																										
检讨与改进																										

图3-5-5 甘特图示例

六、小结

1. 箭线图是一种项目管理工具；

2. 相比甘特图,箭线图更能够对项目的内容具体化,事件的先后顺序与依赖关系更清晰；

3. 箭线图主要应用于质量改善过程中的对策拟定阶段。

第六节　甘　特　图

一、概述

计划和控制是管理的两大重要职能。美国著名的经济学家戴尔·麦康基曾说过,计划的制定比计划本身更重要,每个项目或者问题都是由计划开始的,并且贯穿项目始终,指导并调控项目方向。在制定计划时,常使用 5W1H 分析法以保证计划的完整性和合乎逻辑性。在 20 世纪早期,亨利·劳伦斯·甘特(Henry Laurence Gantt)以水平线条图来说明工人的工作进度情况,逐步完善为甘特图(图 3-6-1),以图表的形式呈现5W1H 的内容。甘特图的出现被认为是当时管理技术上的一次革命。

甘特图(Gantt chart)由亨利·L·甘特提出,并以其命名,是以图表的方式,直观的按顺序展示任何特定的活动项目随着时间的进展情况,是管理者重要的计划和调控管理工具。

甘特图构造

甘特图由项目内容(what)、项目计划起始时间、项目持续时间(when)、责任人(who)、进展情况(how)和实施地点(where)等内容组成。在甘特图中项目名称、项目计划起始时间和持续时间、责任人为不可或缺内容,进展情况、实施地点、备注内容可选择是否画出(图 3-6-2)。

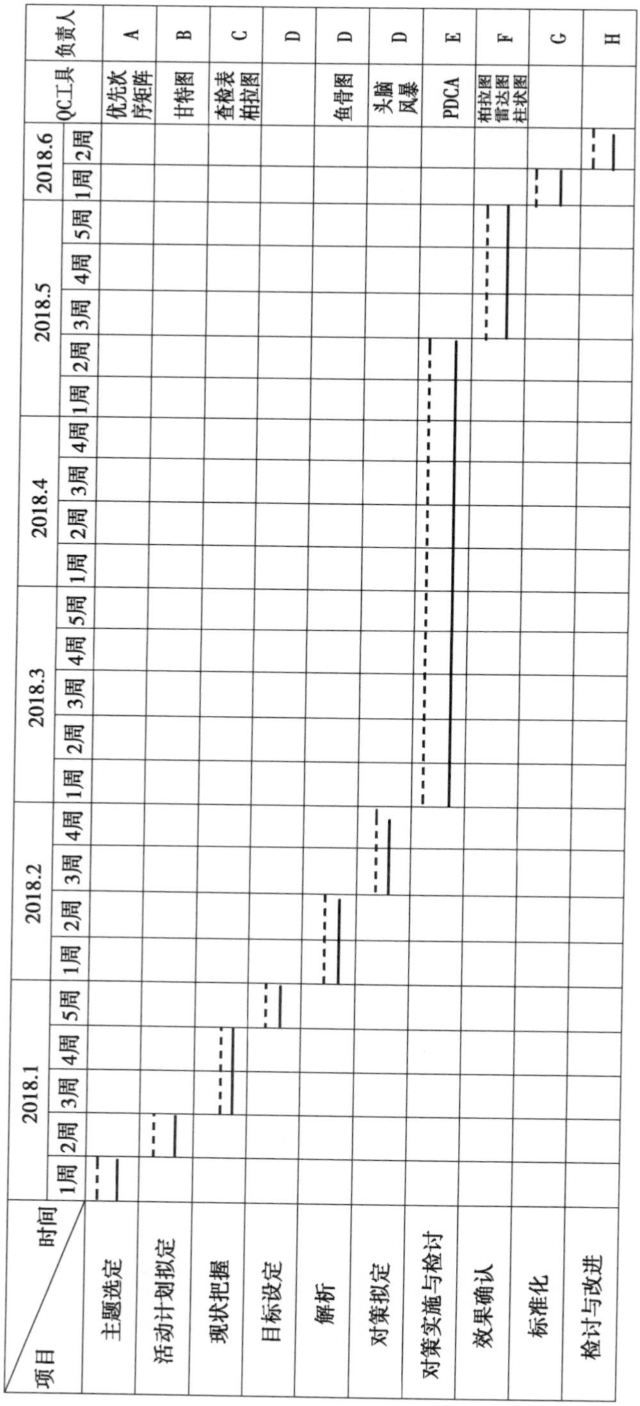

项目时间	2018.1					2018.2				2018.3					2018.4					2018.5					2018.6		QC工具	负责人
	1周	2周	3周	4周	5周	1周	2周	3周	4周	1周	2周	3周	4周	5周	1周	2周	3周	4周	5周	1周	2周	3周	4周	5周	1周	2周		
主题选定																											优先次序矩阵	A
活动计划拟定																											甘特图	B
现状把握																											查检表柏拉图	C
目标设定																											柏拉图	D
解析																											鱼骨图	D
对策拟定																											头脑风暴	D
对策实施与检讨																											PDCA	E
效果确认																											柏拉图雷达图柱状图	F
标准化																												G
检讨与改进																												H

图3-6-1 甘特图示例

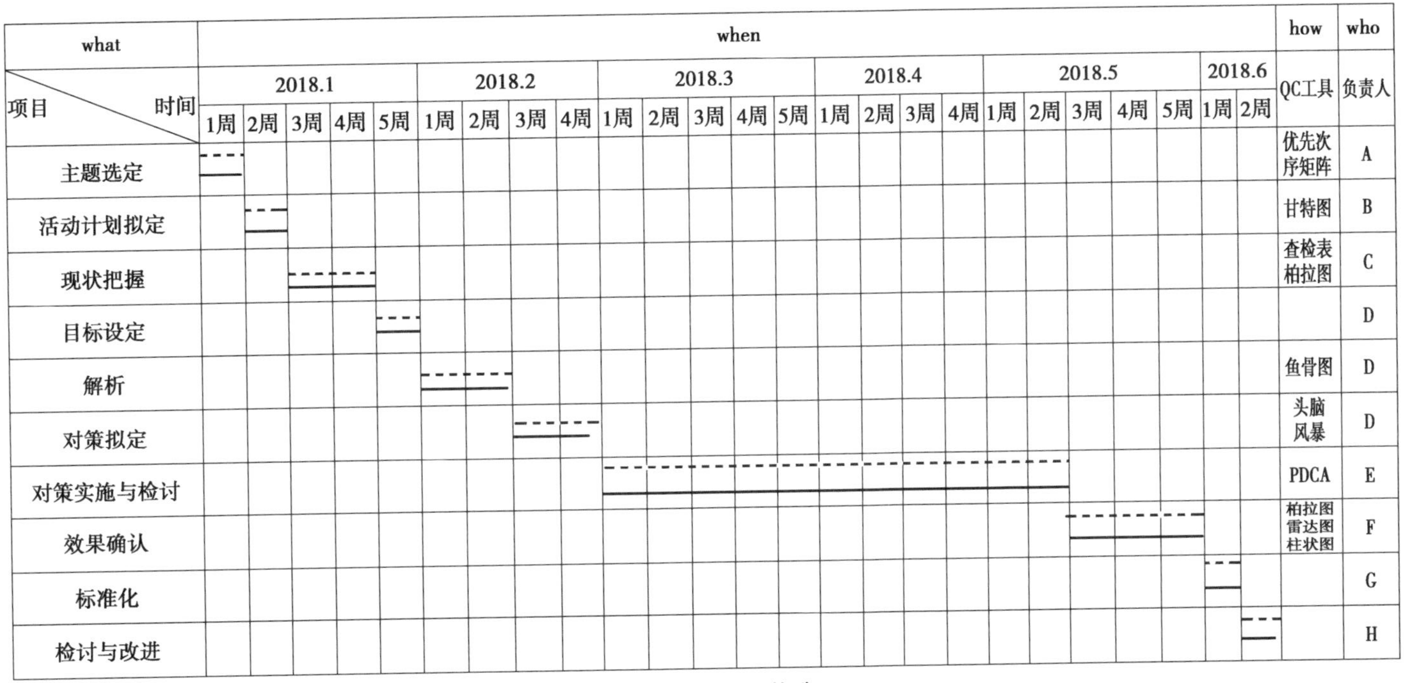

what	when																						how	who
	2018.1					2018.2				2018.3					2018.4				2018.5				2018.6		QC工具	负责人
项目 \ 时间	1周	2周	3周	4周	5周	1周	2周	3周	4周	1周	2周	3周	4周	5周	1周	2周	3周	4周	1周	2周	3周	4周	5周	1周	2周		
主题选定	▭																									优先次序矩阵	A
活动计划拟定		▭																								甘特图	B
现状把握			▭																							查检表 柏拉图	C
目标设定					▭																						D
解析							▭																			鱼骨图	D
对策拟定									▭																	头脑风暴	D
对策实施与检讨										▭																PDCA	E
效果确认																					▭					柏拉图 雷达图 柱状图	F
标准化																								▭			G
检讨与改进																									▭		H

图3-6-2　甘特图构造

二、应用时机

1. 制定项目或方案的时间计划。
2. 护理质量改善阶段的活动计划拟定阶段。

三、制作步骤

1. 确定项目内容、时间和成员

一般情况下,项目内容、起始时间和责任人的选择,由管理者或组建小组讨论确定。

（1）项目内容:列出拟开展项目的各项进展流程。

（2）时间:拟开展项目的起始时间、执行时长。

（3）成员:拟开展项目每阶段的负责人员安排。

2. 制作活动计划表

将项目内容、起始和持续时间及人员安排在表格中列出,形成活动计划表,可根据项目需要设置备注栏或增加其他内容。例如:B医院老年科室 2017 年底为提高科室护理服务质量,护士长召集 6 人组成小组确定质量改善项目主题并进行质量改善,制作活动计划表见表 3-6-1。

表 3-6-1 活动计划表

项目名称	项目起始时间	责任人	备注
主题选定	2018/01/01-2018/01/07	全体成员	
活动计划拟定	2018/01/08-2018/01/14	全体成员	
现状把握	2018/01/15-2018/01/28	全体成员	
目标设定	2018/01/29-2018/02/04	A B C	
解析	2018/02/05-2018/02/18	全体成员	
对策拟定	2018/02/19-2018/02/28	全体成员	
对策实施与检讨	2018/03/01-2018/05/13	全体成员	
效果确认	2018/05/14-2018/05/31	全体成员	
标准化	2018/06/01-2018/06/07	全体成员	
检讨与改进	2018/06/08-2018/06/14	全体成员	

3. 制作甘特图

甘特图由横轴（时间轴）、纵轴（项目名称）和线条（持续时间）组成，可使用 office 软件、Gantt Project、VARCHART 等软件制作。以 Excel 操作为例：

（1）制作方法一

通过在 excel 中添加直条形状，如图 3-6-3。

a）设定表格。

b）纵轴：将项目内容按照时间顺序从上向下录入到表格左侧的纵轴上。

c）横轴：即时间轴。可以年、月、周、日为单位设置。在甘特图的上方横轴标注时间，起始时间常为项目开始时间和结束时间，或者为项目起止时间所在的月份。

d）线条：在甘特图上标注项目每个阶段计划和实际持续的时间，可用直线或直条表示。

（2）制作方法二

直接使用 excel 中插入堆积直条图制作甘特图。具体见案例分析。

四、案例分析

某三级综合医院老年病科为预防老年人患者骨质疏松性骨折，降低老年患者的平均住院日，该科室医疗主任与科室护士长商议，欲开展一项有关老年患者骨质疏松骨折预防模式的相关研究，并组建了课题小组（表 3-6-2）。组长现组织小组针对课题时间和人员安排进行讨论，组长负责制定甘特图，并上报科护士长（图 3-6-3）。

1. 确定小组成员、时间安排

小组由 8 人组成，项目课题要求 2018 年 1 月 -2018 年 7 月完成。

2. 制作活动计划表

项目内容：课题设计、预调查、现场调查与干预、资料收集整理、数据分析、课题结题报告。

时间：2018 年 1 月 — 2018 年 7 月

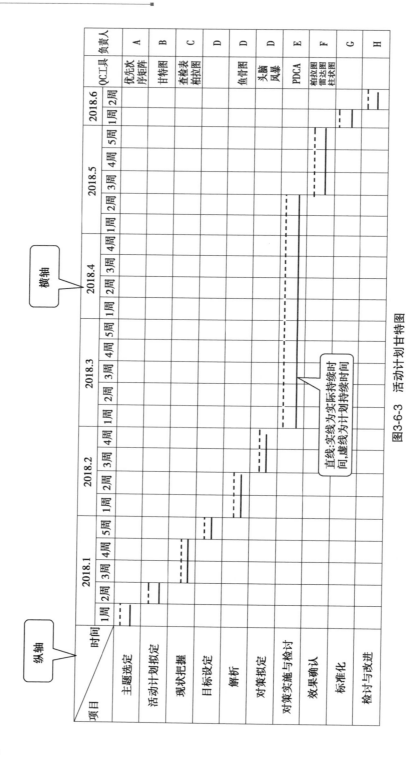

图3-6-3　活动计划甘特图

表 3-6-2 老年患者骨质疏松骨折预防模式研究活动计划表

课题步骤	起始时间	责任人
课题设计	2018/1/1 — 2018/1/21	李护士、张护士
预调查	2018/1/22 — 2018/1/28	王护士、朱护士
基线调查	2018/1/29 — 2018/2/11	王护士、朱护士、张护士
干预	2018/2/12 — 2018/5/13	王护士、赵护士、张护士、钱护士、周护士、孙护士
随访二次调查	2018/5/14 — 2018/5/27	孙护士、周护士、钱护士
数据分析	2018/5/28 — 2018/6/11	孙护士、周护士
课题结题报告	2018/6/12 — 2018/6/25	王护士、孙护士

3. 制作甘特图

【方法一】

(1)横轴和纵轴

在 excel 中录入课题步骤名称和时间轴(月份和周),如图 3-6-4。

(2)标注持续时间

在 excel 中制作的表格中,依据计划的时间,画出虚线,依据实际所耗费的时间,画出实线,如图 3-6-5。

【方法二】

(1)将活动计划表数据录入 excel 表格,并依据每个项目内容的起始日期计算出项目持续时长。如图 3-6-6 所示。

(2)选中"开始时间"与"结束时间"列数据,点击右键"设置单元格格式"的数字分类为"常规",点击"确定"。如图 3-6-7 所示。

(3)插入条形图 选中"课题步骤"、"开始时间"和"持续时长"3 列数据,点击"插入"选项,插入图表,选中"堆积条形图",如图 3-6-8。点击确定,得到图 3-6-9 所示。

时间\课题步骤	2018.01					2018.02				2018.03					2018.04				2018.05					2018.06				责任人	进度	实施地点	备注
	1周	2周	3周	4周	5周	1周	2周	3周	4周	1周	2周	3周	4周	5周	1周	2周	3周	4周	1周	2周	3周	4周	5周	1周	2周	3周	4周				
课题设计																															
预调查																															
基线调查																															
干预																															
随访二次调查																															
数据分析																															
课题结题报告																															

图3-6-4　绘制课题步骤名称和时间轴

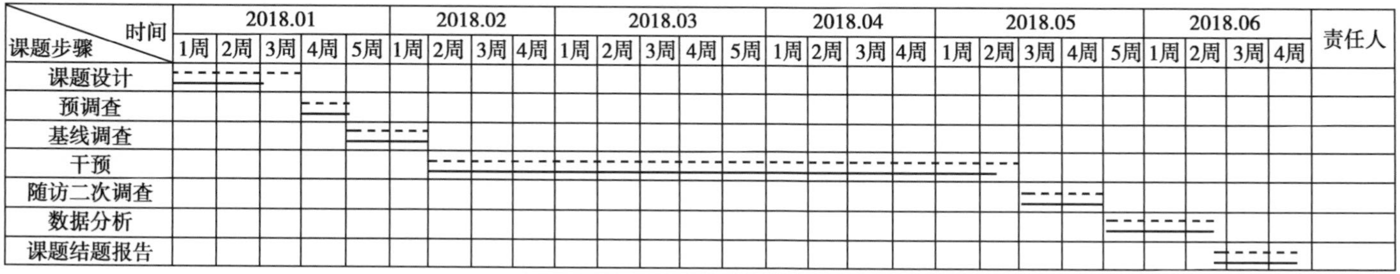

时间\课题步骤	2018.01					2018.02				2018.03					2018.04				2018.05					2018.06				责任人
	1周	2周	3周	4周	5周	1周	2周	3周	4周	1周	2周	3周	4周	5周	1周	2周	3周	4周	1周	2周	3周	4周	5周	1周	2周	3周	4周	
课题设计																												
预调查																												
基线调查																												
干预																												
随访二次调查																												
数据分析																												
课题结题报告																												

图3-6-5　标注课题步骤持续时间

注：虚线为计划时间；实线为实际时间

A	B	C	D
课题步骤	开始时间	结束时间	持续时长
课题设计	2018/1/1	2018/1/21	21
预调查	2018/1/22	2018/1/28	7
基线调查	2018/1/29	2018/2/11	14
干预	2018/2/12	2018/5/13	91
随访二次调查	2018/5/14	2018/5/27	14
数据分析	2018/5/28	2018/6/11	15
课题结题报告	2018/6/12	2018/6/25	14

图 3-6-6　绘制活动计划表数据

A	B	C	D
课题步骤	开始时间	结束时间	持续时长
课题设计	43101	43121	21
预调查	43122	43128	7
基线调查	43129	43142	14
干预	43143	43233	91
随访二次调查	43234	43247	14
数据分析	43248	43262	15
课题结题报告	43263	43276	14

图 3-6-7　设置单元格格式

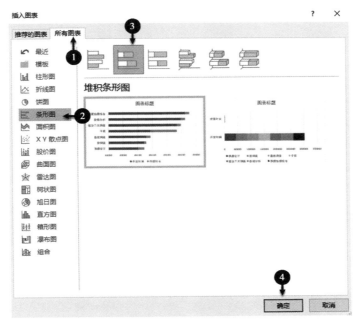

图 3-6-8　插入条形图

117

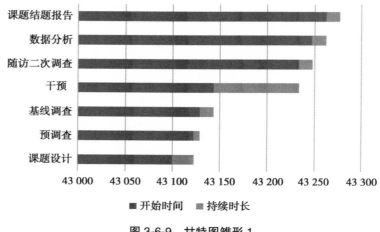

图 3-6-9 甘特图雏形 1

（4）逆序类别 选中纵坐标轴，点击右键，选中"设置坐标轴格式"，在"坐标轴选项"中，勾选"逆序类别"，点击确定，见图 3-6-10。

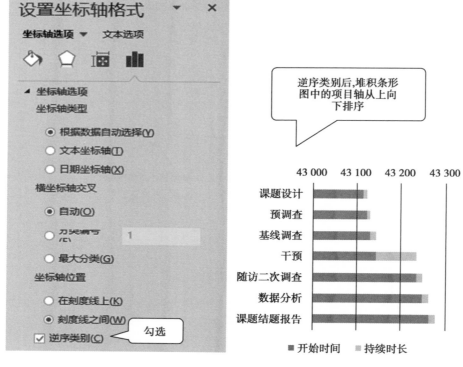

图 3-6-10 设置坐标轴格式

（5）设置横轴　选中横坐标轴,点击右键,点击"设置坐标轴格式",更改坐标轴边界值的最小值为43101(项目最开始时间),最大值为43276(项目最后结束时间),如图3-6-11所示。点击确定,呈现图3-6-12。

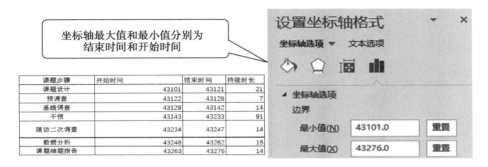

图 3-6-11　设置坐标轴最大值与最小值

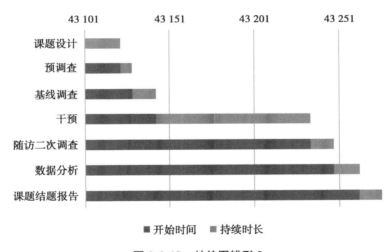

图 3-6-12　甘特图雏形 2

（6）选中横坐标轴,点击右键,选中"设置横坐标轴格式",设置坐标轴选项,设置"数字类别"为"日期",见图3-6-13。

（7）设置"开始时间"数据系列格式　选中"开始时间"对应的直条状,点击右键,点击"设置数据系列格式",设置系列选项中的"填充"为"无填充","线条"为"无线条"。见图3-6-14。

119

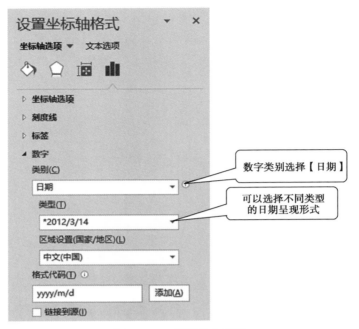

图 3-6-13 设置数字类型

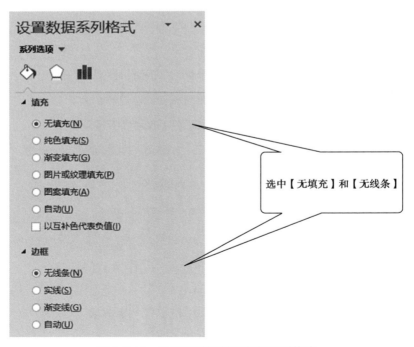

图 3-6-14 设置"开始时间"数据系列格式

（8）美化图表（图 3-6-15）

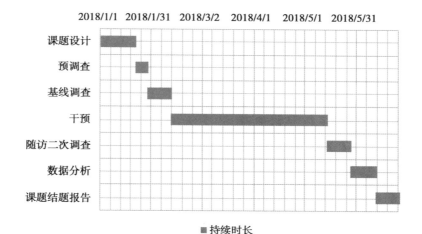

图 3-6-15　活动计划甘特图

五、小结

甘特图简单、直观的展示了项目内容的实施顺序及其所持续的时间,在个人管理和组织管理中有重要作用。甘特图在计划拟定阶段中的作用是其他质量管理工具不能替代的。

在甘特图的应用过程中应注意以下 2 点:①每个项目尽量安排缓冲的时间,若出现项目延误还可以按计划实施。②项目内容的时间安排应符合实际逻辑要求,如护理质量改善的解析和对策拟定阶段的时间不能重叠。

第七节　头脑风暴

一、概述

集思广益一词,出自《三国志·董和传》,是指集中群体智慧,吸收有益意见。中国古代治水,也是群臣论之。中国古代利用群体发挥创造力的例子屡见不鲜。在工作中不同组织也常使用群体决策解决问题,但是,传统的"群体思维"易屈于权威或从众心理而削弱了创造力。究竟应如何激发群体的创造力？是组织发展和管理中关心的问题。1938年创造学之父 A·F 奥斯本首次提出头脑风暴法,用于激发员工广告创意,经实践证明,头脑风暴法提出的方案要比同样的个人提案多70%,并且可以排除折中方案。虽然不同管理学者对头脑风暴法的作用存在不同看法,但是头脑风暴法仍然被大型企业组织所广泛运用于管理中。另外,头脑风暴在激发思维创造力方面的价值是不可否认的。

头脑风暴法(Brain-storming,BS)又称脑力激荡法,是指由一群人集体思考,针对存在的某一问题,在轻松自由的氛围下,提出创意的想法,并以此激励,引起联想,激发更多的创意和灵感的创造性方法。

头脑风暴法类型

1. 直接头脑风暴法　是在群体决策中尽可能激发创造力,产生尽可能多的设想和方法(图3-7-1)。

2. 质疑头脑风暴法　是对群体决策中大家的设想和方法逐一质疑,分析可行性方法。

二、应用时机

1. 用于护理质量改善阶段的主题确定、原因分析、对策拟定的过程。

2. 头脑风暴法与其他质量管理工具联合使用。

(1)头脑风暴法与鱼骨图:分析原因

(2)头脑风暴法与记名式团体技巧法:确定主题,选择重要原因和对策

(3)头脑风暴法与甘特图:确定计划内容,制定计划

(4)头脑风暴法与亲和图:整理和分类

(5)头脑风暴法与查检表:确定查检内容

三、制作步骤

1. 确定主题

设定较具体的问题,以明确的提问方式呈现问题,团体成员能

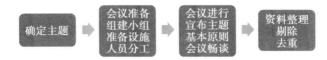

图 3-7-1 头脑风暴制作步骤

够识别和清楚定义此问题。比如:"如何认识医患纠纷"问题就过大,以"医护工作者和患者谁处于劣势"、"医患纠纷产生的原因有哪些"、"如何缓解医患纠纷"作为主题更为恰当。

2. 准备阶段

(1)组建小组成员:6~15 人为宜

(2)成员组成:主持人 1 名,记录员 1~2 名,其他成员

(3)资料和设备:提供资料给成员,包括时间、地点、主题、主题背景等。准备记录设备,包括白板、笔、便利贴等。

3. 会议进行阶段

主持人宣布会议主题、注意事项、基本原则、会议时长,以一定的主持技巧引导会议顺利进行,并确保会议始末遵循头脑风暴法的基本原则。

(1)基本原则

a)自由思考

成员在轻松自由的氛围下自由联想,不受约束,可提出任何与主题相关的创新性想法和观点。常用思考原则如下:

5M1E:人员(man)、器械(machine)、材料(material)、方法(method)、测量(measurement)、环境(environment)。5M1E 分析法具体内容,见表 3-7-1:

表 3-7-1 5M1E 思考框架

5M1E	内容	举例
人员(man)	➢ 操作水平如何 ➢ 责任意识如何 ➢ 工作效率如何 ➢ 工作经验如何 ➢ 健康状况如何	➢ 患者约束不当的原因从护士方面分析,护士未经过培训;从患者角度,患者依从性差

5M1E	内容	举例
器械（machine）	➤ 机械是否发生故障 ➤ 配置是否合适 ➤ 是否定时检查设备 ➤ 设备是否陈旧	➤ 患者约束不当的原因从器械方面分析，约束装置发生故障，约束带松紧不易控制
材料（material）	➤ 是否充足 ➤ 性能功效如何 ➤ 成分是否合理 ➤ 配置如何	➤ 护士洗手依从性差的原因从材料方面分析，洗手液不足，放置位置不合适，洗手液过期未及时更换
方法（method）	➤ 操作流程是否合理 ➤ 使用方法是否适当 ➤ 操作顺序是否正确	➤ 脑卒中患者对锻炼方法的知晓率低。从方法层面分析，护士对患者健康教育的方式不合适
测量（measurement）	➤ 测量的设备是否精确 ➤ 测量的方法是否正确	➤ 患者血压异常的原因，从测量方面分析，护士测量方法不正确，处理测量失误。
环境（environment）	➤ 温度如何 ➤ 湿度如何 ➤ 光照强度如何 ➤ 清洁度如何	➤ 病房患者睡眠质量差的原因，从环境方面分析，病房嘈杂，噪音大

5W2H：什么（what）、何处（where）、何时（when）、谁（who）、怎么（how）、为什么（why）、多少（how much）。5M2H 分析法具体内容（表 3-7-2）：

表 3-7-2 5W2H 分析法

5W2H	内容
什么（what）	➤ 质量改善的目的是什么 ➤ 改善的对象是什么 ➤ 需要做什么 ➤ 哪些不需要做
何处（where）	➤ 从哪几个方面做 ➤ 是否能在其他方面做 ➤ 为什么在这里做
何时（when）	➤ 什么时候做 ➤ 为什么选择这个时间 ➤ 能不能选择其他的时间

5W2H	内容
谁(who)	➢ 项目改善由谁来做 ➢ 为什么选择这个人来做 ➢ 其他人是否能否胜任 ➢ 成员组成情况如何
为什么(why)	➢ 以怀疑的态度深入剖析问题 ➢ 多问几个为什么
怎么(how)	➢ 如何做,选取什么方法 ➢ 能否改变方法、操作流程 ➢ 怎样做是最好的
多少(how much)	➢ 成本如何 ➢ 效益如何 ➢ 节约成本多少

奥斯本检查法：能否他用、能否借用、能否改变、能否扩大、能否缩小、能否替代、重新调整、颠倒、组合。奥斯本检查法具体内容(表3-7-3)：

表3-7-3 奥斯本检查法

检查项目	内容
能否他用	➢ 现有的事物有无其他用途 ➢ 能否扩大用途
能否借用	➢ 从别处借用观点、经验和发明 ➢ 能否模仿现有事物
能否改变	➢ 现有事物能做做改变 ➢ 改变后如何,效用如何
能否扩大	➢ 能否扩大效用范围 ➢ 扩大后如何
能否缩小	➢ 能够缩小范围、减轻重量和体积 ➢ 缩小后如何
能否替代	➢ 是否可以替换 ➢ 替换看看如何 ➢ 使用其他效果如何

续表

检查项目	内容
重新调整	➤ 能否调换顺序 ➤ 调换一下如何
颠倒	➤ 现在的做法颠倒做来如何
组合	➤ 能否组合起来 ➤ 组合起来又如何

b）延迟批评

延迟批评是头脑风暴过程中不可或缺的要素，是保持整个会议讨论过程轻松自由氛围的关键。奥斯本有句名言指出扼杀一个疯狂的想法要比想出一个新的创意更容易。头脑风暴法旨在获得创新性的观点，并非指出观点的优劣和好坏。在会议讨论阶段，任何成员均不能批评其他成员的观点，成员可在讨论结束后对成员想法做出评价。

c）追求数量

要想获得好的点子，要先有较多的点子。通过会议成员在轻松自由的氛围下，激发联想，得出大量的观点，最终达到以量变带动质变的效果。

d）综合改善

也称为"搭便车"，想法无专利，成员可基于他人的想法和观点，经过转变、加工成自己的点子。

（2）会议进行步骤

a）热身阶段　主持人可提出一个小游戏或与主题相关的问题，让成员参与其中，旨在营造一个宽松、自由的讨论氛围，以便成员能够提出自己的联想和观点。

b）畅谈阶段　成员针对主题提出任何创造性的观点，并对自己的观点给出详细的陈述，成员与成员之间的观点相互碰撞，激发出更多的观点；主持人简明扼要的重复成员观点，保证观点的正确性，并鼓励成员提出新的观点；记录员详细记录成员观点及相关信息。

　　c）评价整理阶段　会议结束以后,记录员简明扼要、系统的整理好所有成员观点,将所有的观点写在白板上,成员讨论删除重复无关的观点,并依据可行性、重要性、创新性、适用性等方面对各观点评估,去除现阶段不能施行和适用性差的想法。

四、案例分析

　　某三甲医院老年病科为了了解患者出院后对服药知识的知晓情况,2017 年 12 月份,科室设计药物服用知识问卷,对每位出院患者进行问卷调查,结果发现,对药物服用剂量的知晓率较低,约 45.6%,为改善患者对出院后药物服用剂量的知晓率情况,老年病科护士长组织 9 名成员构成讨论小组,开展头脑风暴会议,寻找影响患者出院后药物服用剂量知晓率低的原因(表 3-7-4)。

　　1. 主题
　　头脑风暴主题:患者出院后药物服用剂量知晓率低的原因
　　2. 准备阶段
　　(1)时间:1 小时
　　(2)人员:9 名,主持人为李护士,记录员为张护士
　　(3)场所:桌子摆成圆形
　　(4)资料:将本次会议主题、目的、方法、问题背景打印之后,分发给所有成员,每人一份
　　(5)设备:白板、笔、便利贴
　　3. 会议进行阶段
　　(1)李护士宣布,本次会议的主题是“为什么患者出院后药物服用剂量知晓率低”,并告知所有成员,在会议全程应禁止批评,各成员可以借鉴别人的观点提出新的设想。
　　(2)每一位成员轮流表明观点,观点互相碰撞,激发新的观点,李护士应鼓励和赞赏成员的观点。当会议过程出现中断,主持人应采取措施(暂停、抛问题等)比如:如果换种角度想想呢? 综合以上的观点看看呢? 张护士详细记录成员的所有观点。
　　(3)会议时间截止,主持人李护士终止会议。

4. 评估整理阶段

张护士将所有观点以词语、短语、短句的形式写在白板上,所有成员参与对各个观点的评估,删除去重整合观点。

(1)删除重复观点:患者本身原因

(2)删除不可控因素:患者年纪大、记忆力差

(3)删除无关观点:护士工作压力大

表 3-7-4 患者出院后药物服用剂量的知晓率低的原因汇总

编号	原因	编号	原因
1	无药物服用医嘱	12	宣教时间少
2	值班医生交接不完整	13	药物说明书与医嘱不同
3	医生经常轮转	14	药物品种多,方法不一
4	患者不在病房	15	药房将药物混装
5	患者提前出院	16	患者依从性差
6	护士不了解药物	17	语言交流障碍
7	护士宣教不完整	18	家属与患者沟通不足
8	医护沟通不足	19	未及时向患者反馈信息
9	宣教不统一	20	医生不足
10	护士未统一培训	21	护士人员不足
11	医生语速快	22	护士语速快

五、小结

头脑风暴法属于质量管理工具的其他手法之一,是集结一群人思考获得创造性观点解决问题的一种会议方法,有别于个体决策。在品质管理中,头脑风暴法对确定问题、解析原因、制定对策有重要作用,头脑风暴法运用的好坏对质量改善项目后续的进行有重要影响,虽然如此,但是做好头脑风暴会议不是一项简单的工作,需要各位同仁从多方面设计和考量。

头脑风暴法应用应注意:①主题设定不宜过大,如果主题过大,可分成几个小主题;并且主题具有唯一性;②头脑风暴会议时长一般控制在 1 小时,时间不宜过长或过短;③会议过程中应禁止批评,

成员不可用讽刺和否定的词语评论其他成员观点;④主持人应采取幽默的主持风格、引导问题、鼓励和赞赏成员,以维持整个会议顺利进行。

第八节 雷 达 图

一、概述

一个人的学习能力需要多维度考量,比如理科生就要从语、数、外、理、化、生6个方面去衡量;护士的工作能力也包含很多方面,比如工作积极性、科研能力、操作水平、自信心、个人素质修养、沟通协调能力、自主学习能力等;护士执业环境包括医院管理参与度、临床护理专业性、领导与沟通、质量管理、内部支持、医护合作、专业提升、人力配备、社会地位、薪酬待遇;团队成员的圈能力需要从"QC手法"运用,团队协作能力,自主学习能力,沟通能力等几个方面评价;此外还有很多事情都需要用多维度的视角去观察。而要想把这种多维度的内容展示在一张图上,雷达图便是一个很好的选择(图3-8-1)。

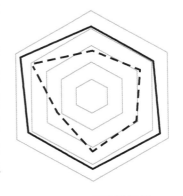

由中心点画出数条代表分类项目的雷达状直线,以长度代表数量的大小,称为雷达图,也称蜘蛛图。雷达图是专门用来进行多指标体系比较分析的专业图表。从雷达图中可以看出指标实际值与参照值的偏离程度,从而为分析者提供准确的信息。

图 3-8-1 雷达图示例

二、应用时机

1. 系统反应某件事情的整体情况
2. 对比反应某件事物的变化情况
3. 对比反应某件事物各方面与标杆的差距
4. 在质量改善过程的效果确认阶段,会用到雷达图

三、制作步骤及举例

案例一：

如何评价护士的能力？

1. 首先，我们需要查阅文献或进行头脑风暴，确定护理人员应该具备的能力包含哪些方面。如经过查阅文献，确定护理人员工作能力需要包含如下几个方面：工作积极性、科研能力、操作水平、自信心、个人素质修养、沟通协调能力、自主学习能力、责任心。据此，我们可以制作一个评价量表，可以是自评或他评，如表3-8-1。

表3-8-1　护士能力评价表

维度	评分
工作积极性	
操作水平	
个人素质修养	
自主学习能力	
科研能力	
自信心	
沟通协调能力	
责任心	

注：1 最差——5 最好。

2. 按照上述表格对所有护士进行调查，收集数据，汇总得到各个维度的平均值，如表3-8-2所示。

表3-8-2　护士能力评价表

维度	平均值
工作积极性	3
操作水平	3
个人素质修养	3.4
自主学习能力	3.2
科研能力	3.1
自信心	3.2
沟通协调能力	1.9
责任心	3.8

3. 利用 excel 将上述数据整理为图 3-8-2 所示,选中数据,点击插入,选择雷达图,调整线条颜色等,即可得到图 3-8-3。

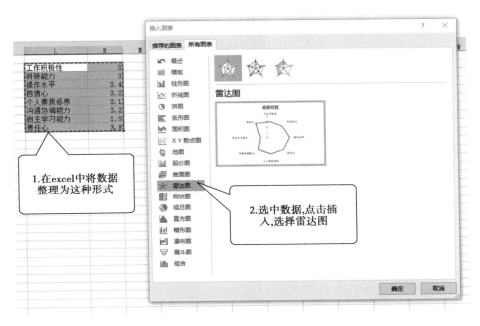

图 3-8-2　雷达图的制作

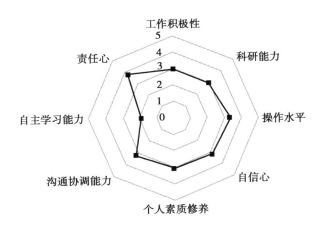

图 3-8-3　张护士能力水平雷达图

4. 从上图发现:张护士自主学习能力较差,需要提高,如果是一个普遍问题的话,作为管理者则可考虑制定各项措施来提高护理人员自主学习能力,经过一段时间,再次自评能力,收集数据,处理数据,制作改善前后对比雷达图,如图3-8-4。

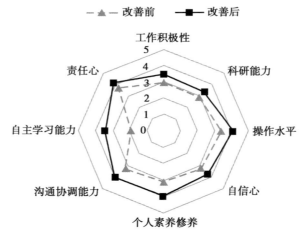

图 3-8-4　改善前后张护士能力水平雷达图

制作对比雷达图的方法如下:

首先将数据汇总成图 3-8-5 中的表格,然后选中数据区域,点击插入雷达图,即可得到图,修饰图形,即可得到图 3-8-5。

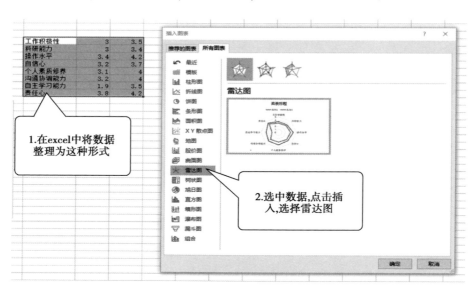

图 3-8-5　对比雷达图的制作

案例二：

雷达图也可以用于比较,如图 3-8-6,你更喜欢哪个护士呢？作为护士长的话,你更期望如何安排事情,比如遇到一个对操作要求高的事情,你会选择谁？又或者遇到一个没有先例的新的内容,你又会倾向于找哪个护士？

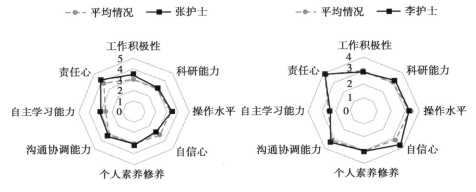

图 3-8-6　张护士与李护士能力雷达图

解析:从图中可以看出,张护士的工作积极性、自主学习能力、责任心等方面相对比较好,而自信心比较不足;李护士工作积极性和自主学习能力不够高,但自信心很强。如果是我的话,对操作要求高的事情,我会选择李护士,因为她操作水平较好,而且很自信;而在做一个没有先例的新的内容方面选择张护士,因为她的工作积极性与自主学习能力很强,比较适合创新的内容。通过这个简单的分析,你应该能领略到雷达图的魅力了,通过雷达图我们很容易发现优缺点,从而帮助我们去扬长避短,做好管理工作。

案例三:

观察图 3-8-7 中的两家医院,你觉得哪家医院的管理更可能有问题？

解析:先看医院 A,医院 A 的护理时数要高于同行平均水平,表明医院 A 的护理人力比平均水平要好,医院 A 的压疮发生率、尿路感染率、呼吸机肺炎发生率均比较高,不太符合常理,因为医院 A 的护理人力相对充足,而充足的护理人力理应降低各类不良事件的发

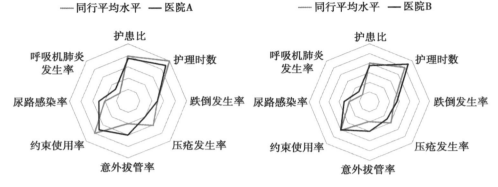

图 3-8-7 医院 A 与医院 B 各指标雷达图

生风险;再来看医院 B,医院 B 的护理时数要低于同行平均水平,同时医院 B 的呼吸机相关性肺炎发生率、尿路感染率、意外拔管率、跌倒发生率均高于平均水平,这个是相对比较合理的,因为医院 B 的护理人力相对短缺。通过分析就会发现,医院 A 的管理更可能存在问题。

案例四:

雷达图在 QC 中也经常用于无形成果的展示,主要展示经过品管圈,团队成员的能力的变化情况。如图 3-8-8 所示,通过雷达图可以很方便的得到,团队成员在"QC 手法"运用,团队精神、专业知识、沟通协调、活动信息、责任荣誉等方面均得到了长足的进步。

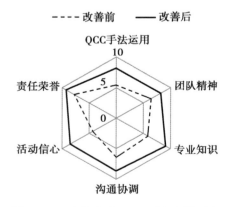

图 3-8-8 改善前后 QC 手法运用雷达图

四、注意事项

在 QC 中,雷达图用于无形成果评价时大多以成员自评方式来评估效益,数据易主观,故在评价时应该有基本的评价基准表及衡量标注,以求让每个成员对每个角度的理解相近。

雷达图主要用于从多个维度去反映整体的情况,如本节中展示的护理人员能力,QC 小组成员团队能力,医院护理质量均是从多个维度、多个视角进行的展示。但并非只有雷达图可以做到,利用柱状图或折线图也可以实现。如果维度比较少,建议优先用雷达图;而如果维度过多,利用雷达图展示起来会显得过于拥挤,这个时候利用柱状图或折线图可能就更清晰一点,如图 3-8-9 所示。

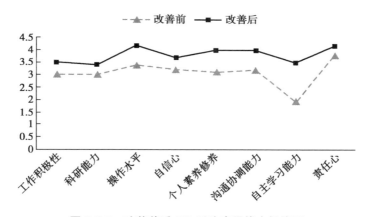

图 3-8-9 改善前后 QC 手法应用能力折线图

五、小结

1. 雷达图用于反应某件事物的综合情况,掌握优劣,助力管理者做出更好的决策;

2. 在质量改善的效果确认阶段,可以利用雷达图。

第九节　推　移　图

一、概述

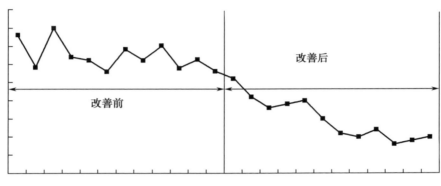

图 3-9-1　推移图示例

推移图（Transition Diagram），又称为"趋势图"、"时间序列图"，常用于描述一个变量随着另外一个时间变量变化而变化的趋势（图 3-9-1）。推移图横轴为连续的时间轴，可以绘制以每月、每周、每年为单位的推移图，纵轴为变量轴。它是折线图的特殊形式。

常见推移图类型：

1. 简单推移图（图 3-9-2）

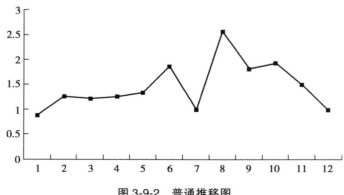

图 3-9-2　普通推移图

2. 对比推移图(图 3-9-3)

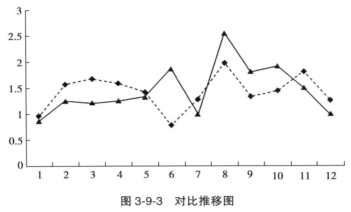

图 3-9-3　对比推移图

二、应用时机

推移图常用于护理质量改善过程中的现状把握和效果确认阶段,也可以用于主题选定、目标设定阶段。

1. 现状把握:推移图可直观呈现变量的趋势移动和周期性变化的情况,掌握有无异常事件出现;因为在推移图中有目标线,可以呈现变量值与目标值的差距;

2. 目标设定:推移图中变量值的变化,可以为目标值设定提供客观依据,依据具体情况,设定符合自身医院的目标。

3. 效果确认:依据某一时间点作为改善前后的分界点,对比改善前后变量的变化情况。

4. 检讨与改进:推移图是一个连续的过程,可以呈现改善后的变量值的变化情况,与目标值比较,看变量值是否符合目标值,来判断措施是否有效。

三、制作步骤

推移图的制作可以使用多种软件,在此使用 EXCEL2016 版制作(图 3-9-4)。

1. 收集数据

推移图的制作,收集的数据至少应包括时间列和另一变量列数

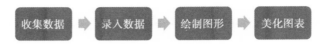

图 3-9-4　推移图的制作步骤

据。时间列数据可以是周、月、年,并应具有连续性。

2. 录入数据

将数据录入到 excel 表格中,一般把时间列数据放在第一列,另外变量数据放在后列表格,比如:2017 年 1-12 月份某三级综合医院压疮发生率情况。见表 3-9-1:

表 3-9-1　医院 A 压疮发生率

月份	医院 A 压疮发生率(%)
1	0.88
2	1.26
3	1.21
4	1.25
5	1.33
6	1.87
7	0.99
8	2.57
9	1.81
10	1.93
11	1.5
12	0.99

3. 绘制推移图

推移图的制作使用 excel 表格折线图制作。选中目标数据-单击主菜单栏中"插入"-单击"图表"选项-选择"所有图表"中的"折线图"-点击"确定"。即可制作推移图,设定目标值,通过插入"形状",添加目标值线。

4. 美化图表

通过设置数据系列格式、坐标轴格式调整和美化图表。

四、案例解析

某三级综合医院 A 医院总床位 3 500 张,成人 ICU 科室床位有 35 张,临床护士在患者入院 24 小时内完成当班患者皮肤评估,2014 年 9 月,通过护理不良事件上报系统和电子记录系统,收集院内压疮发生率相关数据,根据计算公式计算出 2014 年 ICU 科室 1-9 月份的压疮发生率,发现 ICU 科室的压疮发生率远高于当时地区内的平均水平,护理部要求 ICU 针对压疮发生率做质量改善,ICU 科室组织成员小组在 2014 年 9 月-12 月执行改善项目,设置压疮发生率目标值为 2.4% 采取措施降低压疮发生率,ICU 科室质量改善小组成员收集了 2015 年度的压疮相关数据,计算 2015 年 1-12 月份的压疮发生率,小组成员使用折线图呈现改善前后的效果。数据资料见表 3-9-2:

表 3-9-2 2016 年与 2017 年某医院压疮发生率情况

月份	2016 年压疮发生率(%)	2017 年压疮发生率(%)
1	3.8	2.6
2	2.9	2.1
3	4	1.8
4	3.2	1.9
5	3.1	2
6	2.8	1.5
7	3.4	1.1
8	3.1	1
9	3.5	1.2
10	2.9	0.8
11	3.1	0.9
12	2.8	1

1. 录入数据

将上表数据录入到 excel 表格,包括年份、月份和压疮发生率三列数据,年份和月份按顺序排列见表 3-9-3。

表 3-9-3 某医院压疮发生率

年份	月份	压疮发生率(%)
2016	1	3.8
2016	2	2.9
2016	3	4
2016	4	3.2
2016	5	3.1
2016	6	2.8
2016	7	3.4
2016	8	3.1
2016	9	3.5
2016	10	2.9
2016	11	3.1
2016	12	2.8
2017	1	2.6
2017	2	2.1
2017	3	1.8
2017	4	1.9
2017	5	2
2017	6	1.5
2017	7	1.1
2017	8	1
2017	9	1.2
2017	10	0.8
2017	11	0.9
2017	12	1

2. 绘制推移图

（1）选中压疮发生率一列数据，单击主菜单"插入"，单击"图表"选项，出现下列对话框，如图 3-9-5 所示。

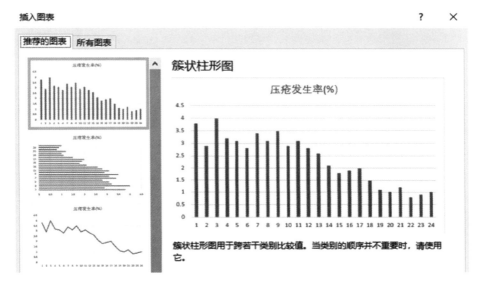

图 3-9-5　推移图的制作

（2）单击"所有图表"，选择"折线图"，如图 3-9-6 所示。

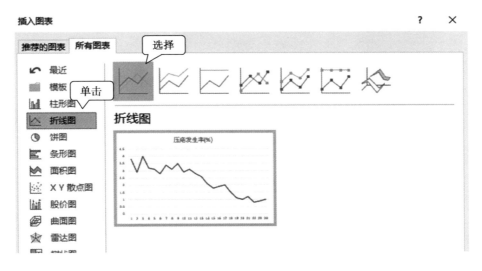

图 3-9-6　选择折线图

141

（3）单击"确定"，即可输出下列图形，如图 3-9-7 所示。

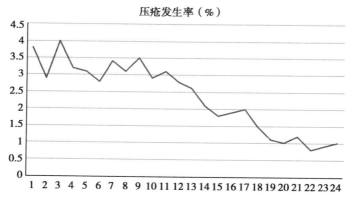

图 3-9-7　推移图雏形

（4）选中推移图，点击鼠标右键，选择"选择数据"选项，出现下列对话框，单击水平轴标签（C）"编辑"，见图 3-9-8。

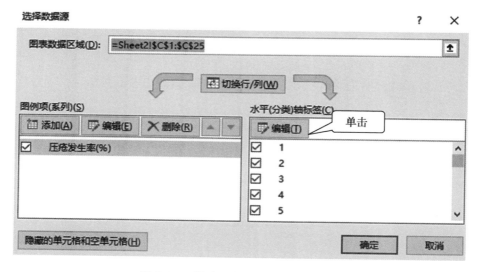

图 3-9-8　推移图-修改水平轴标签（1）

（5）单击"水平（分类）轴标签"中的编辑，进入下列对话框，见图 3-9-9。

（6）在"轴标签区域"选中月份列所有数据（不包含"月份"标题），如图 3-9-10 所示。

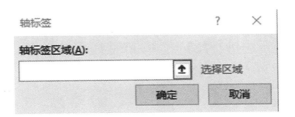

图 3-9-9　推移图-修改水平轴标签（2）

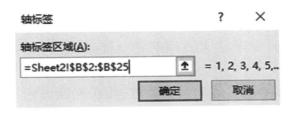

图 3-9-10　推移图-修改水平轴标签（3）

（7）单击"确定"，返回"选择数据源"对话框，单击"确定"，即可制作推移图。插入"形状"，添加数据标签，完成推移图（图 3-9-11）。

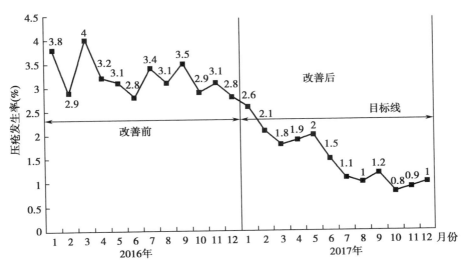

图 3-9-11　某医院 ICU 改善前后压疮发生率情况

3. 结果解读

（1）从图 3-9-11 中可知，采取改善措施后，2015 年 1-12 月份的

143

压疮发生率逐渐降低,2015 年的 2 月份达到了目标设定值。

（2）改善前,2014 年 1-12 月份该医院 ICU 的压疮发生率远高于目标设定值,提示应进行质量改善,降低压疮发生率。

（3）改善后可以持续监测,并适时更改目标值的大小,提高护理品质。

（4）本案例是质量改善项目的效果确认阶段的应用。

五、小结

推移图在护理目标管理中有重要作用,依据目标线的设定,护理管理者可及时发现临床护理问题。推移图制作的过程中应注意以下几点：

（1）推移图一般会设置目标值线,用于判断差距和发现问题点,并针对异常查找原因和解决对策;

（2）数据录入的过程中,时间列数据应具有一定的顺序。

第十节 流 程 图

一、概述

日常工作中,有各种程序的事情,比如住院流程,输液流程,转运流程,手术流程,通常我们会绘制一张流程图帮我们清晰地展示整个流程的概况,如图 3-10-1 展示的是一家医院的住院流程图。这一节我们主要介绍一下流程图的内涵与使用。

流程图(flowchart)是一种展示系统工作以及工作顺序的图表,它由一些图框和流程曲线组成,其中图框表示各种操作的类型,图框中的文字和符号表示操作的内容,流程线表示操作的先后顺序。

如表 3-10-1 所示,流程图中的各类符号均有明确的含义的,制作流程图需要按照标准使用图形,比如椭圆符号代表工作的开始或结束,方形符号代表工作过程中的任务或活动,菱形符号表示做出选择等。

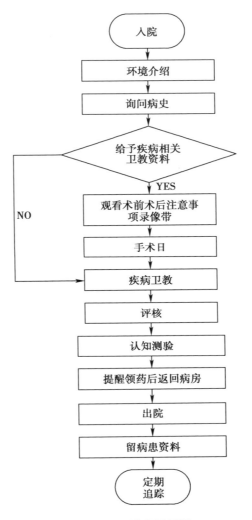

图 3-10-1 流程图示例

表 3-10-1 常用的流程图符号及说明

符号	说明
⬭	椭圆符号:表示工作过程开始时的行动、讯息或结果,即输入或输出
▭	方形符号:表示工作过程中执行的任务或活动,可多符号进入,但通常只有一个箭头离开

符号	说明
	菱形符号:表示工作过程中需要做决策的地方,通常往下为肯定的答案如"是"、"否"往右侧或左侧出去的通常为否定的答案如"否"、"无"等
	平行四边形:表示有资料产生
	圆形符号:表示流程的连接点,可以使文字或数字
	半圆形符号:表示工作活动延误或等待下一个行动
	方形弧底符号:表示一份或多份需要人工阅读的文件产生
	箭头符号:表示工作流程的方向
	梯形符号:表示由人工将资料输入电脑系统
	表示储存资料
	表示将资料储存在装置上,如电脑、硬盘、光碟中

　　流程图是质量管理当中非常重要的图形。为什么重要呢？第一,通过绘制流程图,可以让自己非常方便地看到整个过程的全貌,使复杂步骤简单化,容易帮助我们发现流程中的关键节点、重复点或者瓶颈;第二,流程图的制作使用标准图形,也方便大家交流沟通,让其他人很快理解流程图的内容。

二、应用时机

1. 利用流程图制定工作计划,比如质量改善工作计划。

2. 工作中程序化的内容均可以制作流程图,方便使用者抓住重点,比如住院流程图,可以让患者清楚地知道每一步。

3. 在质量改善过程中,确定改善方案有效后,制作标准化流程图,以便推广。

三、制作步骤及举例

如图 3-10-2 所示,流程图的制作步骤大致包含五步,明确起点终点、描述所有步骤、按顺序排列、用箭头连接、检查是否完整。下面通过案例详细讲述。

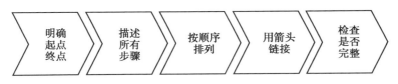

图 3-10-2　流程图制作步骤

【案例一】

某医院门诊服务流程大致分为如下几步:

1. 病人进入医院开始

2. 了解是否为初诊病患

3. 初诊病患就必须填写登记基本资料、病历等

4. 若非初诊病患,则进行调阅病历,并送至诊间让医师得以看病。

5. 病人至诊间看完病后,由医师开立处方,一方面送至行政部进行收费,并领取收据与领药单,一方面送至药房由药师调剂,使病人拿领药单时可以顺利领到药品,完成整个流程而离开医院。

根据上述步骤,我们知道入院为起始,出院为终止。入院之后首先是一个判断是否出诊,用菱形表示;如果是进行下一个环节(登记基本资料),属于电脑输入的一个操作,用梯形表示;登记完资料,形成病例,产生资料,用平行四边形表示;然后输送病例至诊间,是一个过程,用长方形表示;然后是医师看诊,属于过程,用长方形表示;医生用电脑开立处方,用梯形表示;形成处方,用平行四边形表示;患者凭处方去缴费,属于过程,用正方形表示;工作人员用电脑开收据,用梯形表示;打印领药单和收据,用平行四边形表示;患者拿着领药单去药房领药,属于过程,用长方形表示,最后患者离开医院,结束整个过程。然后用箭头把整个过程串联起来,就形成了一个比较完善的门诊流程图(图 3-10-3)。

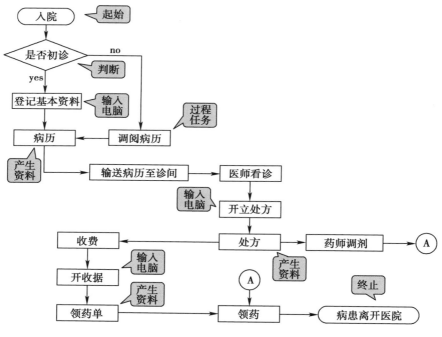

图 3-10-3 某医院门诊服务流程图

【案例二】

标本送检流程图(图 3-10-4)

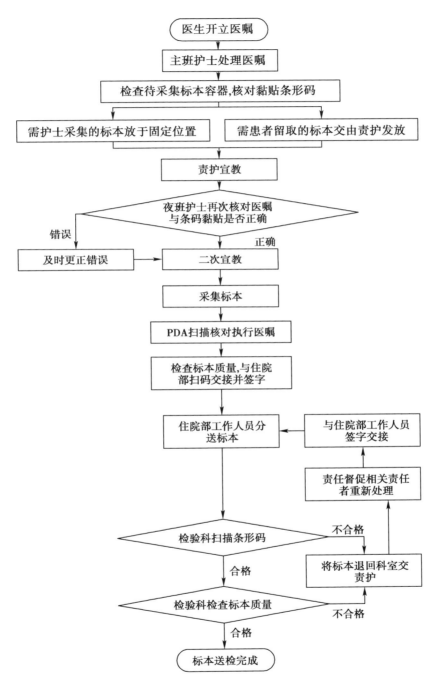

图 3-10-4 某医院标本送检流程图

四、注意事项

1. 流程图绘制者必须对该流程非常了解；
2. 图形尽量使用标准符号；
3. 流程图绘制方向一般为由左到右，由上向下。

五、小结

1. 流程图通过图表清晰地描述特定事物的发展过程，帮助我们发现流程中的关键环节。

2. 流程图一般应用于质量改善过程中的现状把握与标准化阶段。

第十一节　记名式团体技巧

一、概述

决策因参与者不同可分为个体决策和群体决策，因受到决策者个体价值观、知识、态度、信仰的局限，群体决策在规避了个体决策的不足的同时，体现了其在决策过程中的重要性。记名式团体技巧是群体决策的体现。

记名式团体技巧是将每个成员的意见和观点按重要程度排列优先级，使成员的意见快速达成一致的方法。该方法采用群体成员主观投票，快速决策。

记名式团体技巧法包括三种投票方法：

1. 排序法。
2. 加权投票法。
3. 多重投票法。

二、应用时机

需团队快速做出决策的场合。常用在护理质量改善的主题选定、解析和对策拟定阶段。

三、实施步骤

记名式团体技巧是群体决策的过程,组建团队后,可确定一种投票方法,全体成员投票,做出决策(图 3-11-1)。

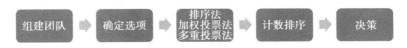

图 3-11-1 记名式团体技巧实施步骤

1. 排序法

(1)确定选项 通过头脑风暴法、专家咨询法、问卷法、文献法等列出所有选项内容。比如:通过头脑风暴法确定护理质量改善项目的 4 个主题-降低 vap 的发生率、降低静脉穿刺失败率、降低护士离职率、降低病房检验标本不合格率;

(2)列选项 将每个选项在白板上标出,或者以文字资料形式发放给每个组员;

(3)排序 每位组员对所有选项的重要程度以阿拉伯数字从小到大排序;

(4)计数求和 对每一项目的数字横向求和;

(5)决策 依据求和数字大小做出决策,数字越小为优先选项。

表 3-11-1 排序法

项目	成员					合计
	A	B	C	D	…………	
项目1	1	4	2	2		9
项目2	2	1	1	1	数字合计 最小数字	5
项目3	3	2	3	4		12
项目4	4	3	4	3		14
…………						

数字排序

比如:表 3-11-1 中,成员 A、B、C、D 分别对项目 1、项目 2、项目 3、项目 4 排序,横向求和后,项目 2 合计数字最小为 5,则项目二为最优选项。

2. 加权投票法

（1）确定选项 通过头脑风暴法、专家咨询法、问卷法、文献法等列出所有选项内容；

（2）列选项 将每个选项在白板上标出，或者以文字资料形式发放给每个组员；

（3）投票规则 确定每位成员可投票数，每名成员有相同固定票数，一般不超过 10 票；

（4）投票 每位成员将所有选票分配到认为重要的选项中；

（5）计票求和 每个选项的票数横向求和；

（6）决策 依据票数多少做出决策，票数多者为优先选项。

表 3-11-2 加权投票法

项目	成员					合计
	A	B	C	D	…………	
项目1	0	2	1	2		5
项目2	6	3	1	1		11
项目3	3	2	4	5		14
项目4	1	3	4	2		10
…………						

票数总和为10票

合计总票数14票最多

比如：表 3-11-2 中，每位成员均可投 10 票，所有成员将所有选票投给项目，每位成员最多可投 10 票，最少可投 0 票，对每一项目所得票数求和，项目二票数最多，为 20 票，故项目二为最优选项。

3. 多重投票法

（1）确定选项 通过头脑风暴法、专家咨询法、问卷法、文献法等列出所有选项内容；

（2）列选项 将每个选项在白板上标出，或者以文字资料形式发放给每个组员；

（3）可投票数　确定每位成员可投票数,一般为选项数量的一半;

（4）投票　每位成员依据选项的重要性,分别对选项给予投票;保留得票较多的选项,剔除无选票或票数较少选项;

（5）二轮投票:若剩余选项较多,可针对剩余选项(差异不明显)再次投票,剔除选票较少选项,直至选择最优选项或者较优的几项;

（6）决策　依据票数多少做出决策,票数多者为优先选项。

【一轮投票】

表 3-11-3　多重投票第一轮

项目	成员					合计
	A	B	C	D	E	
项目 1	5	2	3	4	4	18
项目 2	4	5	4	5	4	22
项目 3	3	2	1	1	2	9
项目 4	2	1	2	0	1	6
项目 5	1	2	4	2	2	11
项目 6	1	2	2	1	1	7
项目 7	2	1	1	3	1	8
项目 8	3	0	1	2	0	6
项目 9	1	3	2	1	1	8
项目 10	0	1	1	1	2	5

表 3-11-3 中共 10 个项目,规定每位成员最多可投 5 票,对每个成员所投票数求和,项目一、项目二、项目五选票高于其他选项,剔除其他选项。

【二轮投票】

表 3-11-4　多重投票第二轮

项目	成员					合计
	A	B	C	D	E	
项目1	2	1	0	1	1	5
项目2	1	2	2	2	2	9
项目5	0	1	1	0	1	3

（票数最高为9票）

二轮投票,规定每人最多可投 2 票,对所有成员投票数求和,项目二得票最多,故项目二为最优选项,见表 3-11-4。

四、案例分析

【案例一】

A 医院为某地区三级甲等医院,经了解,B 超检查室出现登记等候时间过长,引起多位患者的抱怨,为了解影响患者登记等候时间过长的原因,召集登记分诊护士、收费工作人员、B 超室医生共 6 名人员,开展头脑风暴会议,共整理 8 个主要原因:患者不能按时就诊;护士未告知就诊时间;人工预约速度慢;收费窗口开放时间不固定;登记人员不足;设备故障;资料摆放位置影响效率;工作人员业务不熟练。如何确定重要的关键原因呢。

采用加权投票法

1. 确定选项:采用头脑风暴法

2. 可投票数:规定每位成员可投票数 10 票

3. 投票:每名医护人员将 10 票分配给 8 个因素,将每个主题对应的 6 名医护人员的投票求和,列于表格中,如表 3-11-5 所示。

表 3-11-5　加权投票法选择主题

原因	成员						合计
	A	B	C	D	E	F	
患者未按时就诊	1	3	3	2	1	4	14
护士未告知就诊时间	0	1	0	1	0	1	3

原因	成员						合计
	A	B	C	D	E	F	
人工预约	3	3	0	2	1	1	10
收费窗口开放时间不固定	3	2	3	3	4	4	19
登记人员不足	2	1	1	1	3	0	8
设备故障老化	0	0	1	1	1	0	3
资料摆放位置不佳	0	0	1	0	0	0	1
工作人员未培训工作效率低	1	0	1	0	1	0	3

4. 决策:8 个因素中,收费窗口开放时间不固定票数为 19 票,票数最多。依据加权投票法的判定规则:得票越多,越重要,故收费窗口开放时间不固定是影响登记等候时间过长的主要原因。

【案例二】

B 医院 ICU 为提高护士的护理质量,拟定了以下 8 个质量改善项目的主题:降低呼吸机相关性肺炎发生率;降低新生儿呕吐率;提高危重病患者的护理合格率;提高出院病人的随访率;降低静脉留置针穿刺失败率;降低压疮发生率;提高晚间护理的合格率;降低患儿输液部位外渗率,针对以上主题,现需要快速确定最佳主题进行质量改善,如何来确定?

采用排序法

1. 列出选项,排序

A 护士将所有主题列于表格中,并将表格发放到每名成员手中,6 名成员按优先顺序,用阿拉伯数字给 8 个主题排序,汇总表格,并对成员排序数字横向求和。见表 3-11-6。

表 3-11-6 排序法选择主题

主题	A	B	C	D	E	F	合计
降低呼吸机相关性肺炎发生率	1	2	3	5	6	6	23
降低新生儿呕吐率	2	1	2	6	5	7	23

续表

主题	A	B	C	D	E	F	合计
提高危重病患者的护理合格率	3	3	1	1	2	1	11
提高出院病人的随访率	4	5	4	2	1	2	18
降低静脉留置针穿刺失败率	5	6	5	3	4	3	26
降低压疮发生率	6	8	6	4	3	4	31
提高晚间护理的合格率	7	7	8	7	7	8	44
降低患儿输液部位外渗率	8	4	7	8	8	5	40

2. 决策:8个主题中,"提高危重症患者的护理合格率"的合计值为11,数字最小,依据排序法的判定规则:数字越小,越重要;故确定提高危重症患者的护理合格率为小组成员选定的质量改善项目的最佳主题。

五、小结

记名式团体技巧法以团体投票的形式快速的缩小范围,以供决策,其简单易行,但记名式团体技巧法因带有较大的主观色彩也存在一定的局限性。在记名式团体技巧使用过程中应注意以下几点:

1. 排序法、加权投票法、多重投票法三种方法并不互斥,实际应用选择一种方法即可;

2. 多重投票法一般在实际应用的过程中一轮投票即可得出结论;

3. 多重投票轮数多,排序选低者,加权投票应全投。

第十二节 优先次序矩阵

一、概述

在日常管理中,无论是从医院层面、科室层面还是护理单元层面通常都会面临很多质量问题需要解决,但由于自身的时间与精力有限,必须对这些问题列一个先后解决的顺序,在这种情况下,可以考虑用一些质量管理工具辅助排序,比如优先次序矩阵法或团体投票法,此处介绍优先次序矩阵方法。

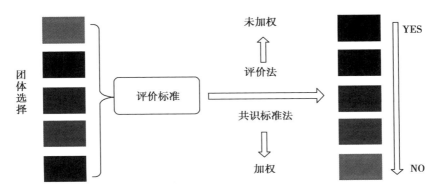

图 3-12-1 优先次序矩阵原理图

优先次序矩阵通常是进行团体选择或团体决策的,比如团体面临多项护理问题进行优先选择,或者有多项对策进行优先选择(图 3-12-1)。优先次序矩阵的过程大致为确定一个评价标准,由所有团体成员按照这个标准对所有项目进行评分,计算各项目的总得分,然后排序。评价标准的设定相对比较灵活,一般会从上级政策、可行性、迫切性、团队能力等四个维度去评分,每个维度分为三等分,如可行性分为"不可行"、"可行"、"高度可行",迫切性分为"不迫切"、"一般"、"非常迫切",上级政策分为"没听说过"、"偶尔告知"、"常常提醒",团队能力分为"许多单位配合"、"需一个单位配合"、"自行解决",对应的分数均为 1、3、5分,如表所示。需要特别说明的是,团队能力衡量的是团队成员解决这个问题的能力,如果能独自解决,得分较高,需要很多其他单位支持或配合则得分较低(表 3-12-1)。

表 3-12-1 优先次序矩阵评价标准

分数	上级政策	可行性	迫切性	团队能力
1	没听说过	不可行	不迫切	需多单位配合
3	偶尔告知	可行	一般	需一个单位配合
5	常常提醒	高度可行	非常迫切	自行解决

二、应用时机

1. 团队成员寻找最重要的主题
2. 团队成员确定导致某问题的要因
3. 团队成员确定最优解决方案
4. 在质量改善过程中,在主题拟定、解析、对策拟定等环节均可以使用优先次序矩阵法。

三、制作步骤及举例

如 A 科室经过梳理现状,发现存在 5 项护理质量问题,分别是"降低住院患者给药差错发生率"、"降低住院患者跌倒发生率"、"降低住院患者压疮发生率"、"降低病房红灯使用次数"、"提高护理病历书写完整性"等,但如何确定优先解决哪一项问题着实让人头疼,但掌握了优先次序矩阵之后,这个问题便迎刃而解了。

首先 A 科室建立一个护理质量改善小组,让小组成员对"上级政策"、"可行性"、"迫切性"、"圈能力"等四个维度的权重进行打分,见表 3-12-2。

表 3-12-2 各维度权重评价表

评价角度	圈员						平均
	A	B	C	D	E	F	
可行性	0.2	0.1	0.15	0.25	0.1	0.35	0.19
上级政策	0.2	0.3	0.25	0.2	0.3	0.25	0.25
圈能力	0.3	0.2	0.4	0.25	0.1	0.1	0.23
迫切性	0.3	0.4	0.2	0.3	0.5	0.3	0.33
合计	1	1	1	1	1	1	1

得到各维度的权重系数为:上级政策占 0.25,可行性占 0.19,迫切性占 0.33,圈能力占 0.23,见表 3-12-3。

表 3-12-3 各维度权重得分

评价维度	上级政策	可行性	迫切性	圈能力
权重	0.25	0.19	0.33	0.23

团体成员对各项目的上级政策评分:评分 1~5 分,5 分最重视,如表 3-12-4。

表 3-12-4 各项目的上级政策评分

主题	圈员						平均
	A	B	C	D	E	F	
降低住院患者给药差错发生率	5	4	3	5	4	4	4.17
降低住院患者跌倒发生率	4	2	3	2	2	3	2.67
降低住院患者压疮发生率	1	2	1	2	2	2	1.67
降低病房红灯使用次数	1	4	1	2	1	1	1.67
提高护理病历书写完整性	5	5	4	4	4	5	4.5

团体成员对各项目可行性评分:评分 1~5 分,5 分最可行,见表 3-12-5。

表 3-12-5 各项目的可行性评分

主题	圈员						平均
	A	B	C	D	E	F	
降低住院患者给药差错发生率	4	4	3	5	3	4	3.83
降低住院患者跌倒发生率	4	2	3	2	2	3	2.67
降低住院患者压疮发生率	1	2	1	2	2	2	1.67
降低病房红灯使用次数	3	4	2	2	1	1	2.17
提高护理病历书写完整性	5	4	4	5	4	4	4.33

团体成员对各项目的迫切性评分:评分 1~5 分,5 分最迫切,见表 3-12-6。

表 3-12-6 各项目的迫切性评分

主题	圈员						平均
	A	B	C	D	E	F	
降低住院患者给药差错发生率	5	4	4	5	4	4	4.33
降低住院患者跌倒发生率	4	4	5	2	3	3	3.5
降低住院患者压疮发生率	1	3	3	2	3	4	2.67
降低病房红灯使用次数	3	3	1	4	4	3	3
提高护理病历书写完整性	2	2	2	1	2	3	2

团体成员对各项目的团体能力评分:评分 1~5 分,5 分表示能独自完成,见表 3-12-7。

表 3-12-7 各项目的团体能力评分

主题	圈员						平均
	A	B	C	D	E	F	
降低住院患者给药差错发生率	5	4	3	5	4	4	4.17
降低住院患者跌倒发生率	2	2	1	2	2	3	2
降低住院患者压疮发生率	1	3	1	2	1	1	1.5
降低病房红灯使用次数	5	3	4	4	4	3	3.83
提高护理病历书写完整性	4	3	4	3	3	3	3.33

计算得到各项目各维度的平均分,见表 3-12-8。

表 3-12-8　各项目各维度的平均分

主题	平均分			
	上级政策	可行性	迫切性	圈能力
降低住院患者给药差错发生率	4.17	3.83	4.33	4.17
降低住院患者跌倒发生率	2.67	2.67	3.5	2
降低住院患者压疮发生率	1.67	1.67	2.67	1.5
降低病房红灯使用次数	1.67	2.17	3	3.83
提高护理病历书写完整性	4.5	4.33	2	3.33

【结果1】

计算未加权的总得分,即各维度的得分直接求和,对得分进行排序,可以看出"降低住院患者给药差错发生率"得分最高,是最优先解决的问题,见表3-12-9。

表 3-12-9　各项目未加权得分排序

主题	上级政策	可行性	迫切性	圈能力	总和	顺序
降低住院患者给药差错发生率	4.17	3.83	4.33	4.17	16.5	1
降低住院患者跌倒发生率	2.67	2.67	3.5	2	10.84	3
降低住院患者压疮发生率	1.67	1.67	2.67	1.5	7.51	5
降低病房红灯使用次数	1.67	2.17	3	3.83	10.67	4
提高护理病历书写完整性	4.5	4.33	2	3.33	14.16	2

【结果2】

计算加权的总得分,即每个维度的平均得分乘以维度的权重系数,然后求和,见表 3-12-10,可知"降低住院患者给药差错发生率"
加权得分较高,是最优先解决的问题。

表 3-12-10 各项目加权得分排序

主题	上级政策	可行性	迫切性	圈能力	总和	顺序
降低住院患者给药差错发生率	0.25 * 4.17	0.19 * 3.83	0.33 * 4.3	0.23 * 4.17	4.16	1
降低住院患者跌倒发生率	0.25 * 2.67	0.19 * 2.67	0.33 * 3.5	0.23 * 2	2.79	5
降低住院患者压疮发生率	0.25 * 1.67	0.19 * 1.67	0.33 * 2.67	0.23 * 1.5	1.96	2
降低病房红灯使用次数	0.25 * 1.67	0.19 * 2.17	0.33 * 3	0.23 * 3.83	2.7	3
提高护理病历书写完整性	0.25 * 4.5	0.19 * 4.33	0.33 * 2	0.23 * 3.33	2.37	4

有上述结果可知,未加权结果与加权结果的顺序是有差异的。
如果团队的时间有限使用未加权的结果即可。

注意事项:

从广义上讲,优先次序矩阵不仅适用于团体决策,也可以适用
于个人决策,只要是需要从多个项目中进行选择均可以使用优先次
序矩阵,而使用该方法的关键是要设定好评价标准,进行全面客观
的评价。

需要注意的是,优先次序矩阵并非决策的必须选项,如果多个
项目中很明显能确定哪个重要的情况,或项目不多可以同时做的情
况下是没必要进行复杂的优先次序矩阵的。

四、小结

1. 优先次序矩阵是通过群体决策得出优先选项的方法。

2. 评分是得到优先次序的基础。

3. 设定评价标准是优先次序矩阵的关键。

4. 在质量改善过程中,在主题拟定、解析、对策拟定等环节均可以使用优先次序矩阵法。

第四章

质控工具的应用原则与改善案例

第一节 质控工具的应用原则

使用工具可以让我们事半功倍,但我们要正确认识工具的作用,切不可被工具束缚,为了使用工具而用工具。这里推荐三条工具的应用原则,供您参考。

一、明确目标是选择质量改善工具的前提

使用质量管理工具的时,要以目标为导向,首先明确自己的目的,再去选择合适的工具。俗话说"磨刀不误砍柴工",这句话虽然强调了工具的重要性,但也同时强调了目标是前提,要先有砍柴的目标才有磨刀的动作,进而去改善自己的工具。此外,论语中讲"工欲善其事,必先利其器",也强调了使用工具之前要明确"其事",要清楚地知道是什么事,然后再去使用做好这件事的工具。

工具是为目的服务的,使用工具是为了实现既定目标,不能本末倒置,不能为了使用工具而使用工具。比如要找到影响问题的关键原因,如果原因只有三条,那么是没必要再去借助柏拉图来辅助决策的,因为你的目标其实已经达到了。每个质量改善环节都对应很多工具,并不是某些工具是一定要用的,比如要分析原因,并不是必须用鱼骨图,也可以选择系统图或关联图,如果原因非常明显,不做鱼骨图也未尝不可,而且随着社会的进步,工具也逐渐精进,以后有可能有更加实用的图形可供选择。

二、掌握内涵是使用质量改善工具的关键

每个质量管理工具都有内涵与形式,在使用工具时要注重内涵,而非形式。比如柏拉图是用来找到影响问题的关键因素,通常用二八法则来判断优先处理哪些问题,于是实际操作中一般会将前面接近80%累计百分比的项目作为质量改善重点,但请注意这只是应用二八法则的一个形式,80%的点并非就是真理,适合所有的案例。我们回到柏拉图的内涵,柏拉图其实是发现影响主要问题的关键少数原因,重点有两个,一个是主要问题,一个是少数原因,80%其实是只顾及了主要问题,缺乏了少数原因的考量,因此就会看到很多案例选择了80%的累计百分比的多数原因,应用的是"八八法则",偏离了"二八法则"的初衷。理解了"二八法则"的真正内涵,就会发现二和八都不是一个确切的数字,二只是代表少数,八只是代表多数。

要想更加深入的了解工具的内涵,可以借鉴用5why分析法来问一下为什么要用这个工具,比如为什么要用柏拉图,因为要找到影响问题的关键因素;为什么要找到影响问题的关键因素,因为我们的精力有限,需要把有限的精力去集中攻克主要矛盾。理解了这个之后,你大概不会再去应用"八八法则"了。

理解了工具的内涵,你就会发现雷达图不只可以展示团队成员能力的提升,还可以描述某件事物的多维度情况,比如医院的护士执业环境情况,员工的能力情况;查检表不仅可以应用到现况把握,还可用于真因验证,效果确认等环节;鱼骨图不仅可以分析原因,也可以用来思考对策等。

三、刻意练习是掌握质量管理工具的要诀

要想熟练掌握各种质量管理工具,唯一的要诀便是刻意练习。俗话说"熟能生巧",应用的多了,对工具的内涵与使用理解也会更深刻,使用起来也就能够融会贯通,对管理的效能提升影响也越大。

需要强调的是,前文讲述的所有工具不仅仅是质量管理工具,

更是管理工具,因此这些工具可以广泛应用到各种管理场景中来。比如可以应用柏拉图去分析单元的主要成本或利润集中在哪些项目中;应用甘特图、流程图梳理举办会议的流程和计划;应用查检表来制作课程培训的准备清单;应用控制图来进行成本控制;应用PDPC法来处理突发情况,完善流程。

第二节　质控工具在质量改善流程中的应用

　　质量改善一般遵循 PDCA 循环,PDCA 循环是广泛被应用的持续改善手法,包含四个阶段:计划(plan)—执行(do)—检查/确认(check)—行动/处置(act)。常见的质量管理方法,如品管圈、根因分析、失效模型等基本都有这个步骤。品管圈十大步骤与 PDCA 的对应关系如下图(图 4-2-1,图 4-2-2)所示,本书以十大步骤为例,讲述一下在各个步骤可以使用哪些 QC 工具。

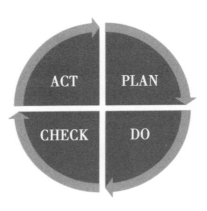

图 4-2-1　PDCA 循环

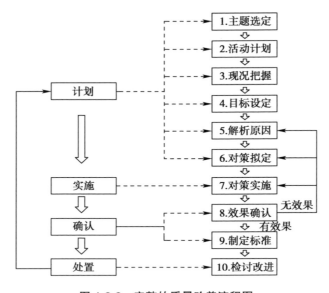

图 4-2-2　完整的质量改善流程图

一、主题选定

在单元、科室或医院中,总要面对各种各样的质量问题,由于时间与精力有限,优先解决最紧要的质量问题便显得非常重要。因此,选择主题是整个质量改善项目的开端,也在一定程度上决定了整个质量改善项目的成效,因为问题最严重,最后取得的效果可能也最明显。主题选定一般分为三个步骤:

1. 确定目前存在的质量问题

可以从现况、常规查检发现或不良事件上报得知的问题,触发改善的动机,以实例、文献强调及支持要改善主题的重要性等方面去发现目前存在的各类质量问题。每个质量问题可以从医院、科室、患者和行业层面阐述改善这个质量问题的意义。

2. 确定各类问题改善的主题

确定的主题应具体、明确,并包含可衡量指标,方向(提高或降低),作业流程(问题点),指标(如:感染率、发生率、等候时间等),一般遵循下面的公式:

主题＝改善着眼点＋可定改善目标值
　　　　(具体化)　　　　(定量化)
　　＝动词＋名词＋可明确定量资料

例如:降低儿科住院病童跌落率

● 可衡量的指标:跌落率

儿科住院病童跌落率＝儿科住院病童发生跌落人数/儿科住院病童总人数×100%

● 主题范围:儿科住院病童是收案对象,是衡量指标计算公式的分母

跌倒对象:六楼儿科病房所有住院病童

● 何谓"跌落",需定义及说明

跌倒定义:指病童自床上、窗台、陪客椅、厕所、娃娃车及轮椅等非人为因素,跌落至地面或低处

---

3. 选择主题

一般可考虑利用记名式团体技巧或优先次序矩阵选定主题（表4-2-1，表4-2-2），具体步骤参考前面章节。

表4-2-1 记名式团体技巧表

项目	成员					合计
	A	B	C	D	……	
项目1	1	4	2	2		9
项目2	2	1	1	1		5
项目3	3	2	3	4		12
项目4	4	3	4	3		14
……						

表4-2-2 优先次序矩阵表

主题	上级政策	可行性	迫切性	圈能力	总分	顺序
1. 降低住院患者给药差错发生率	18	18	24	16	76	3
2. 降低住院患者跌倒发生率	30	30	26	22	108	1
3. 降低住院患者压疮发生率	20	18	24	18	80	2
4. 降低病房红灯使用次数	16	22	14	20	72	4
5. 提高护理病历书写完整性	14	16	24	16	70	5

当然选择主题也可以通过数据来选择。如果三项感染指标2016年和2017年的结果如表4-2-3所示，通过数据可以得到导尿管相关尿路感染增长（恶化）幅度最高，为40.59%，因此最为严重，需要优先解决导尿管相关尿路感染。

表4-2-3 感染类指标结果

指标	2016年	2017年	绝对差异	相对差异
中心导管血流感染发生率	5.22‰	4.21‰	−1.01‰	−19.35%
呼吸机相关性肺炎	5.08‰	6.82‰	1.74‰	34.25%
导尿管相关尿路感染	2.71‰	3.81‰	1.10‰	40.59%

二、活动计划

通过5W2H的原则分配质量改善项目每个步骤的时间、负责人、方法、地点等，一般用甘特图来展示。计划-实施-确认-处置的时间安排大致可以设为30%，40%，20%和10%，一般用虚线表示计划，用实现表示实际行动，方便时刻监督计划的完成情况，如图4-2-3和图4-2-4所示。

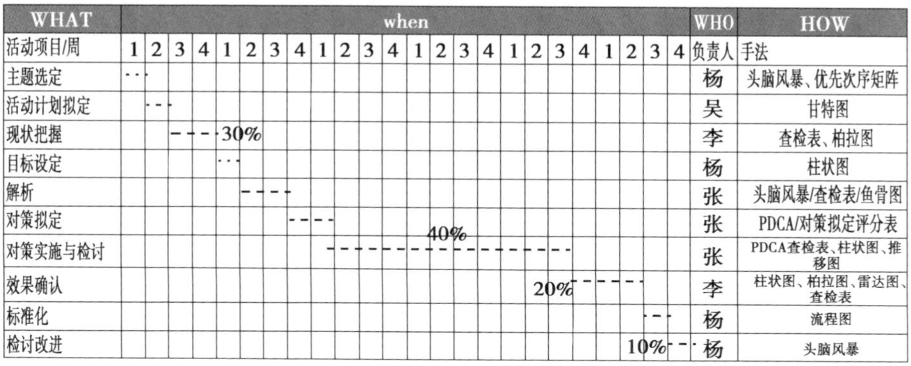
WHAT
when
WHO
HOW
活动项目/周
1 2 3 4 1 2 3 4 1 2 3 4 1 2 3 4 1 2 3 4 1 2 3 4
负责人
手法
主题选定
杨
头脑风暴、优先次序矩阵
活动计划拟定
吴
甘特图
现状把握
30%
李
查检表、柏拉图
目标设定
杨
柱状图
解析
张
头脑风暴/查检表/鱼骨图
对策拟定
张
PDCA/对策拟定评分表
40%
对策实施与检讨
张
PDCA查检表、柱状图、推移图
效果确认
20%
李
柱状图、柏拉图、雷达图、查检表
标准化
杨
流程图
检讨改进
10%
杨
头脑风暴

图4-2-3　活动计划甘特图

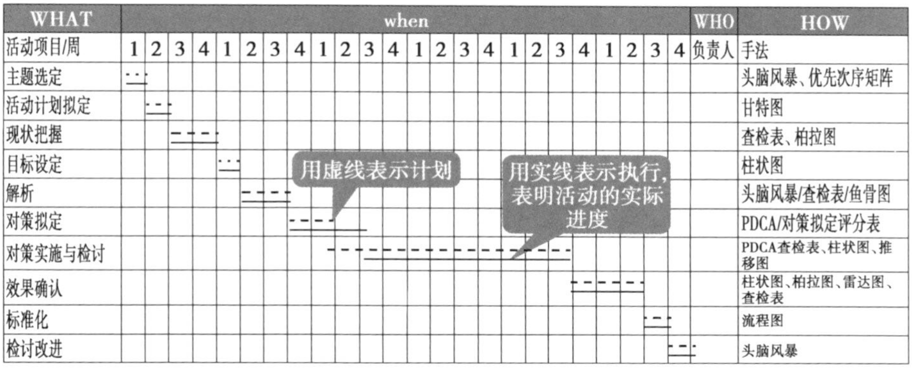
WHAT
when
WHO
HOW
活动项目/周
1 2 3 4 1 2 3 4 1 2 3 4 1 2 3 4 1 2 3 4 1 2 3 4
负责人
手法
主题选定
头脑风暴、优先次序矩阵
活动计划拟定
甘特图
现状把握
查检表、柏拉图
目标设定
柱状图
用虚线表示计划
用实线表示执行，表明活动的实际进度
解析
头脑风暴/查检表/鱼骨图
对策拟定
PDCA/对策拟定评分表
对策实施与检讨
PDCA查检表、柱状图、推移图
效果确认
柱状图、柏拉图、雷达图、查检表
标准化
流程图
检讨改进
头脑风暴

图4-2-4　活动执行甘特图

三、现况把握

现况把握一般分为三部曲，观察现场-收集数据-确定改善重点。通常推荐制作流程图（图4-2-5），明确关键环节；制作查检表查找关键环节的问题（表4-2-4）；利用柏拉图确定改善重点（图4-2-6）。

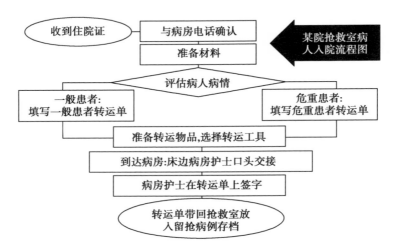

图 4-2-5 抢救室病人入院流程图

表 4-2-4 抢救室病人入院过程查检表

日期	姓名	电话确认准确	资料准备完整	病情评估正确	转运单填完整	物品准备齐全	交接内容完整	交接单存档

备注:已交接的内容打"√",未交接的内容打"×",交接不全原因请根据交接情况打
"√"

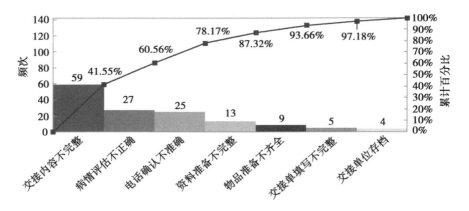

图 4-2-6 某院抢救室病人入院交接不规范的柏拉图分析

四、目标设定

目标值的设定一般可以利用以下公式：

降低的目标值＝现况值－（现况值×改善重点×改善能力）

提高的目标值＝现况值＋（标准值－现况值）×改善重点×改善能力

其中改善重点即为柏拉图中确定的主要原因所占的累计百分比，改善能力为改善小组的能力。

当然也可不遵循以上公式制定目标，可已入如下依据进行设定

1. 现有规定、基准

2. 过去实施水平

3. 同业水平

4. 类似工作的要求

5. 上司的要求

6. 自我努力要求（圈员依自身条件，考虑主题特性，评估可能改善的空间以决定目标）

但目标至少要包含三部分：完成期限＋目标项目＋目标值

五、解析原因

解析原因过程也分为三部曲：查找原因-确定要因-真因验证（图 4-2-7）。

1. 查找原因。一般可通过小组成员进行头脑风暴将可能的原因全部写出来，然后对这些原因按照亲和的属性进行归类，最后用鱼骨图的形式展示出来。

2. 确定要因。针对鱼骨图中的终末原因进行分析，可以借助专家评价法来对各个终末原因进行打分，选出分值比较高的原因确定为要因。或者可以借助关联图将得分较高的原因作为要因。

3. 对选定的要因一一进行真因验证。真因验证遵循"现实、现场、现物"的原则，一般通过观察法、查检表进行确认。

171

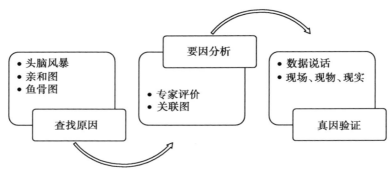

图 4-2-7 解析原因步骤图

六、对策拟定

针对每个真因提出具体对策,提出对策的方法包括头脑风暴、亲和图、文献查证等。如果提出的对策比较多,则考虑用优先次序矩阵或记名式团体投票法进行选择。选取对策的原则有:首先要确定每个主要因皆有对策被选取;相同或同性质且不会相互影响的对策,可整合为同一个群组,通常可分为 2 — 4 个群组实施;每个改善对策或群组均应予以编号;采渐进式的方式实施对策;对策群组实施的次序可依预解决问题的先后次序或对策性质而定。

七、对策实施

对策实施的过程通常以 PDCA 方式呈现。如表 4-2-5 所示,简要呈现现况和解析;以文字具体叙述现况的不佳处及对策欲想改善的主要因;目的是为能掌握改善前、后的差距,亦可作为后面(C 和A)检讨对策成效的依据。

表 4-2-5 对策实施表

对策编号	对策名称	所行的对策
	主要因	真因验证的真因
	问题点	鱼骨头的鱼头
对策 What how	内容:所实行的对策 改善对象:1-1 实施步骤:1-2	对策实施: Who 负责人 When 实施时间

续表

对策编号	对策名称	所行的对策
	主要因	真因验证的真因
	问题点	鱼骨头的鱼头
对策 What how		Where 实施地点 各对策具体实施步骤 1-1-1 1-1-2
	对策处置： 对策检讨(优缺点分析) 对策处置 达目标＊＊对策,列入标准 未达目标再对策	对策效果： 对策执行情况(执行率) 问题点改善效果(柏拉图改善重点)

八、效果确认

1. 有形成果

一般包括进步率和目标达成率,如图 4-2-8 所示。

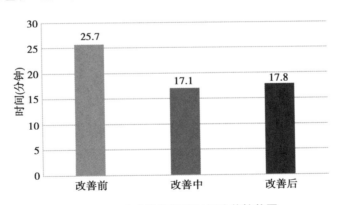

图 4-2-8　病人输液等待时间改善柱状图

$$进步率(\%)=\frac{改善后数据-改善前数据}{改善前数据}=(25.7-17.8)/25.7=31\%$$

$$目标达成率(\%)=\frac{改善后数据-改善前数据}{目标值-改善前数据}=(25.7-17.8)/$$

$$(25.7-16.7)=88\%$$

2. 无形成果

无形成果越具体越好,如对小组成员的影响,自我成长和充实,不断创新;解决问题更得心应手,更有信心;肯定自己对于组织的贡献价值;对工作环境的影响等。

3. 附加成果

比如改善项目节省成本、创造医疗收入、提高患者满意度、减少了不良事件的发生等。尤其是按病种付费后,进行质量改善,有效预防不良事件发生,对降低医疗成本效果显著,将更彰显护理行业的价值。

九、制定标准

效果确认后,如果对策有效,就应该将改善后的措施及对策加以标准化并进行推广。标准化在品管圈活动中极为重要,是品管圈获得改善成果的重要步骤。为了使对策效果能长期稳定的维持,我们有必要对取得的有效成果的改善措施进行标准化。

制定标准的目的是让改进实现可持续性,很多质量改善项目之所以没能坚持下去,其中一个原因便是没有制定标准,形成流程规范,持续进行推行(图4-2-9)。

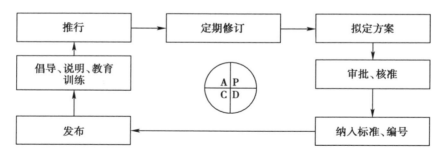

图 4-2-9 制定标准 PDCA 图

但是在制定标准的时候,一定要对效果确定进行科学的评价,保证措施的可推广性,以防制定错误的标准与规范。

十、检讨改进

检讨改进可以从以下几个方面进行:

1. 把改善过程作全盘性的反省、评价；
2. 明确残留的问题或新发生的问题；
3. 把今后的计划具体整理出来；
4. 做成活动报告书，呈报上级主管；
5. 定期查核，追踪本次标准化的遵守状况；
6. 定期查核是否有维持预期的效果。

十一、小结

在质量改善的各个环节均有很多质量改善工具供我们使用，这里进行一下汇总（图4-2-10），供大家参考！

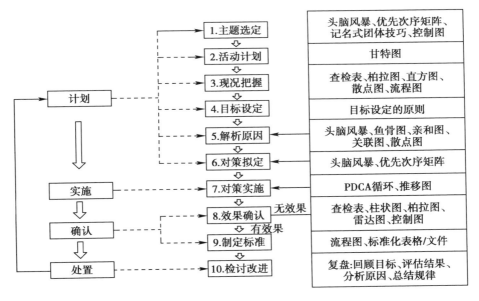

图 4-2-10　质量改善各环节对应 QC 工具图

案例:降低中心导管相关血流感染发生率

一、背景

美国 National Healthcare Safety Network（NHSN）提到，中心导

管相关血流感染(central line-associated bloodstream infection，CLABSI)是当细菌或病毒经中心静脉导管进入到血液循环时，发生的一种严重感染，是患者留置中心导管期间或拔除中心导管48小时内发生的原发性的，与其他部位存在感染无关的血流感染。

中心导管相关血流感染率是用于反映CLABSI情况的重要指标。计算公式如下：

$$CLABSI 发生率 = \frac{同期中心导管相关血流感染例次数}{统计周期内中心导管插管总日数} \times 1\,000\text{‰}(例/千导管日)$$

中心导管相关血流感染的发生对患者护理结局、医院和国家医疗成本有重大影响。美国NHSN报告，每年有数千人因CLABSI而死亡，给美国每年增加数十亿的医疗成本，据报道，在美国每发生一次CLABSI，经通货膨胀调整后的成本将增加3 700 — 39 000美元。

中心导管相关血流感染的危害重大，关注中心导管相关血流感染的相关指标，能及时发现并及早预防，改善患者护理结局。国际医疗质量指标体系(IQIP)中的监护室质量敏感指标；美国危重症护理学会中的护理敏感指标；中国台湾医疗机构质量指标体系(THIS)中的护理敏感指标；2009年，卫生部将其纳入医院目标监测的重要指标。2016年，由国家卫计委医院管理研究所护理中心组织研发的《护理敏感质量指标实用手册(2016版)》也将CLABSI发生率作为一项重要结局指标。

护理措施的改进对降低CLABSI发生率具有可行性和必要性。以往研究证明，中心静脉导管相关血流感染发生率与护理的质量高低有关。美国医疗机构流行病学学会(SHEA)、美国传染病学会(IDSA)、美国医院学会(AHA)、感染控制和流行病学专业学会(APIC)以及联合委员会(The Joint Commission)组织完成的《中心静脉导管相关血流感染预防策略》中，15项危险因素中也有多项与护理有关(表4-3-1)。

表 4-3-1 中心静脉导管相关血流感染的独立危险因素①

危险因素	名称	
1	Prolonged hospitalization before catheterization	导管插入术前长期住院
2	Prolonged duration of catheterization	导管置入时间长
3	Heavy microbial colonization at the insertion site	插入点微生物定值
4	Heavy microbial colonization of the catheter hub	换能器微生物定值
5	Internal jugular catheterization	颈内静脉置管
6	Femoral catheterization in adults	成人股动脉置管
7	Neutropenia	中性粒细胞减少
8	Prematurity	早产儿
9	Reduced nurse-to-patient ratio in the ICU	ICU 护患比降低
10	Total parenteral nutrition	静脉营养
11	Substandard catheter care	导管护理不合格
12	Transfusion of blood products（in children）	输注血液（儿童）
13	Female	女性
14	Antibiotic administration	给予抗生素
15	Minocycline-rifampin-impregnated catheters	米诺环素-利福平涂层的导管

二、发现问题

2014 年底,A 三甲医院从 ICU 科室获得 VAP(呼吸机相关性肺炎)发生例数、CAUTI(导尿管相关尿路感染)发生例数和 CLABSI 发生例数,并分别计算 2014 年度 VAP 发生率为 9.12‰、CAUTI 发生率为 0.78‰和 CLABSI 发生率 3.85‰。查找 2014 年护理质量报告数据,制作柱状图,见图 4-3-1。

由图 4-3-1 可知,A 医院 VAP、CAUTI 和 CLABSI 发生率均高于 2014 年省份和国家平均水平。2014 年美国 NHSN（National

① Marschall J,Mermel LA,Fakih M,et al.Strategies to Prevent Central Line-Associated Bloodstream

Infections in Acute Care Hospitals:2014 Update[J].Infection control and hospital epidemiology,July 2014,35(7):752−771

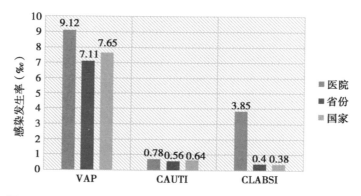

图 4-3-1 2014 年 ICU 科室 VAP、CAUTI 和 CLABSI 指标对比资料

Healthcare Safety Network）公布的医院急诊中心导管相关血流感染发生率不超过 1.03‰，可知该医院 CLABSI 发生率水平也远高于国外水平。相比之下，CLABSI 发生率与省份和国家水平差异更明显，依据迫切性原则，确定降低中心导管相关血流感染作为质量改善项目主题。

三、目标设定

目标设定时遵循了 SMART 原则，考虑到经过半年的质量项目改善，使 CLABSI 发生率由 3.85‰降到国家和省份水平可实现性问题，且质量改善应是循序渐进的过程，因此，将目标值设定为 CLABSI 发生率≤1.03‰，具体见图 4-3-2。

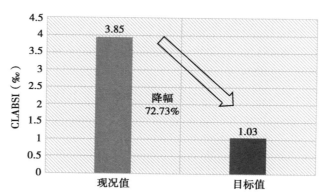

图 4-3-2 目标值设定

四、成立项目小组

成立小组,共 9 名成员(表 4-3-2)。

表 4-3-2　小组成员资料

序号	姓名	科室	职务	组内分工
1	张 *	护理部	护理部副主任	组长
2	孙 *	护理部	干事	秘书
3	李 *	内科 ICU	护士长	实施
4	卫 *	重症 ICU	护士长	实施
5	王 *	院感	护士	实施
6	朱 *	院感	护士	实施
7	任 *	内科 ICU	主治医师	实施
8	顾 *	外科 ICU	副护士长	实施
9	马 *	重症 ICU	护士	实施

五、计划制定

由组长组织,在 2014 年 12 月 1 号召开小组会议,制定了项目时间计划图。见图 4-3-3。

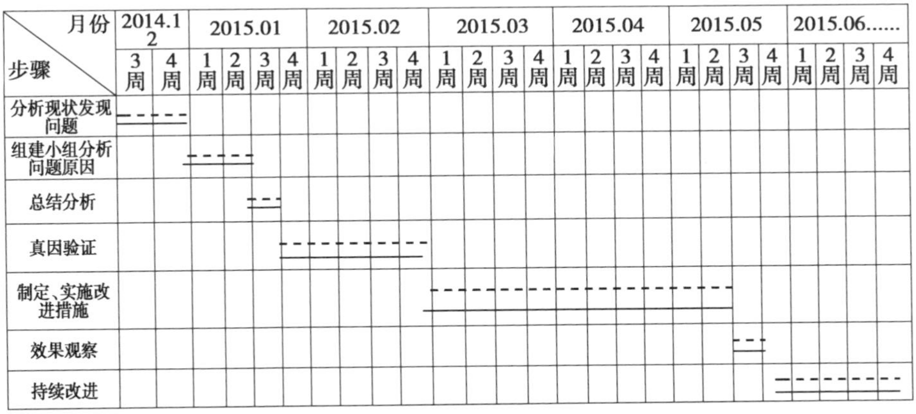

月份\步骤	2014.12		2015.01				2015.02				2015.03				2015.04				2015.05				2015.06......			
	3周	4周	1周	2周	3周	4周	1周	2周	3周	4周	1周	2周	3周	4周	1周	2周	3周	4周	1周	2周	3周	4周	1周	2周	3周	4周
分析现状发现问题																										
组建小组分析问题原因																										
总结分析																										
真因验证																										
制定、实施改进措施																										
效果观察																										
持续改进																										

图 4-3-3　活动计划图

六、解析

1. 鱼骨图

小组成员召开头脑风暴会议，分析可能导致 CLABSI 发生率高的原因，集合小组成员观点，共确定 4 个大原因，12 个中原因和 19 个小原因。具体见表 4-3-3。

表 4-3-3　要素分析表

编号	原因		
	大原因	中原因	小原因
1	护士	人力配置不足	工作年限低
2			本科护士少
3		专业知识缺乏	自主学习性差
4			科室专业培训少
5			人员水平差异大
6		穿刺时不恰当的无菌屏障	
7		手卫生依从性差	
8		输液引起污染	
9	管理	专业培训少	专业资质护士少
10			缺少系统的、固定培训
11		预防措施单一	执行不规范
12			拔管不及时
13		监管不够	缺少检查、评价标准
14			护士长监管力度弱
15	材料	固定材料质量差异	敷贴质量差异
16		导管材质	导管材料刺激穿刺点皮肤
17			导管型号、厂家不同
18	方法	操作方法不正确	敷料更换不及时
19			导管穿刺口观察不正确
20			导管护理不合格

续表

编号	原因		
	大原因	中原因	小原因
21		维护方法不当	静脉导管维护不合格
22			输液街头及附加装置维护不正确

依据表 4-3-3 使用 XMind8 软件制作鱼骨图,见图 4-3-4。

2. 要因评分表

组员对每项要素给予评分,依据总分自高到低,共选出 7 项要因:工作年限低、手卫生依从性差、中心静脉导管维护不合格、输液接头及附加装置维护不正确、敷料更换不及时、缺少系统固定培训、缺少检查评价标准(表 4-3-4)。

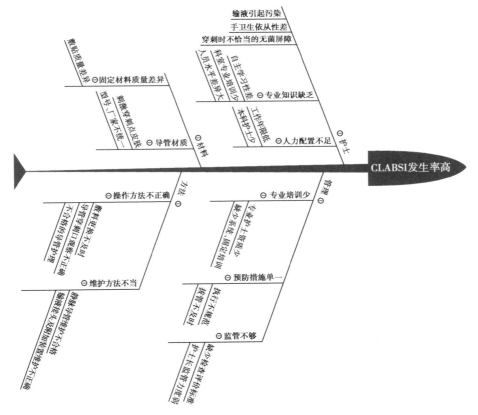

图 4-3-4　鱼骨图

表 4-3-4 要因评分表

编号	原因			成员投票									得分	要因
	大原因	中原因	小原因	张*	孙*	李*	卫*	王*	朱*	任*	顾*	马*		
1	护士	人力配置不足	工作年限低	5	3	4	5	5	4	5	3	4	38	√
2			本科护士少	1	2	1	3	2	1	3	4	1	18	
3		专业知识缺乏	自主学习性差	5	1	1	1	2	2	1	1	1	15	
4			科室专业培训少	2	1	2	1	3	2	1	1	1	14	
5			人员水平差异大	2	1	1	1	1	2	2	2	2	14	
6		穿刺时不恰当的无菌屏障		3	1	2	3	1	2	1	2	1	16	
7		手卫生依从性差		5	5	4	4	3	3	5	5	5	39	√
8		输液引起污染		1	2	3	1	2	3	1	2	1	16	
9	管理	专业培训少	专业资质护士少	2	2	2	1	1	1	2	1	2	14	
10			缺少系统的、固定培训	5	3	2	4	4	5	5	4	5	37	√
11		预防措施单一	执行不规范	3	2	1	2	1	2	3	2	1	17	
12			拔管不及时	4	3	2	1	2	2	2	1	2	18	
13		监管不够	缺少检查、评价标准	5	4	3	3	5	4	4	5	4	37	√
14			护士长监管力度弱	1	2	1	1	2	2	3	1	1	14	

续表

编号	原因			成员投票									得分	要因
	大原因	中原因	小原因	张*	孙*	李*	卫*	王*	朱*	任*	顾*	马*		
15	材料	固定材料质量差异	敷贴质量差异	2	1	1	2	3	1	1	1	1	13	
16		导管材质	导管材料刺激穿刺点皮肤	1	2	1	2	1	3	1	2	3	16	
17			导管型号、厂家不同	1	2	1	1	1	1	1	1	1	10	
18			敷料更换不及时	5	4	3	5	4	3	5	5	5	39	√
19		操作方法不正确	导管穿刺口观察不正确	1	2	3	1	2	2	2	1	2	15	
20			导管护理不合格	1	2	1	1	1	1	1	1	1	10	
21	方法	维护方法不当	静脉导管维护不合格	4	5	4	5	4	4	4	4	4	38	√
22			输液街头及附加装置维护不正确	5	5	4	4	3	3	5	5	5	39	√

注：每位成员均可给予每项原因 1～5 分，5 分为最为重要，1 分为最不重要。

183

3. 真因验证

（1）工作年限低

2015 年 1 月，从人力资源部获得 50 名 ICU 护士的工作年限统计如图 4-3-5 所示。

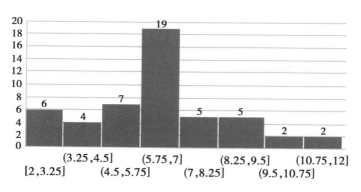

图 4-3-5　50 名 ICU 护士工作年限分布情况

调查发现，ICU 护士 5 年及其以上护士约占 80%，核查排班记录，发现照护中心导管置管患者护士的工作年限均在 5 年以上。因此认定工作年限低，并不是导致 CLABSI 发生率高的真因。

（2）手卫生依从性差

制作手卫生简易查检表，2015 年 1 月，在 ICU 科室抽检护士手卫生次数，计算护士手卫生依从率（表 4-3-5）。通过查找文献，设置手卫生依从率目标值为 90%。

验证步骤：2015 年 1 月共抽检 ICU 护士手卫生次数 320 次，未执行次数为 50 次，依据计算公式：手卫生依从率 = $\dfrac{\text{统计周期内护士实际实施手卫生次数}}{\text{周期应实施手卫生次数}} \times 100\%$，计算得手卫生依从率为 84.37%，低于设定的目标值 90%。因此，认为手卫生依从性差为真因。

（3）中心静脉导管维护不合格

依据该医院制定的查检标准，在 2015 年 2 月查检中心静脉导管维护情况，计算中心静脉导管维护正确率，经过文献参阅和同级别医院借鉴，将中心静脉导管维护正确率目标值设置为 98%。

表 4-3-5　手卫生查检表

监测人：_____

监测时间	职业	接触患者前			无菌操作前			接触患者后			接触体液等后			接触患者环境后		
		擦	洗	未	擦	洗	未	擦	洗	未	擦	洗	未	擦	洗	未

验证步骤：2月份抽检观察 ICU 护士中心静脉导管维护总次数 202次，维护不正确次数30次，依据计算公式：

$$中心静脉导管维护正确率=\frac{中心静脉导管正确维护次数}{中心静脉导管维护总次数}\times100\%$$

计算得中心静脉导管维护正确率为 85.15%，远低于目标值 98%。因此，认为中心静脉导管维护不合格是真因。

（4）穿刺点敷料更换不及时

小组成员在 2015 年 1 月，抽检观察 ICU 科室中 20 名中心置管患者敷料情况，其中 5 名患者敷料表面出现污渍情况。不符合该医院 ICU 科室查检标准，因此，认为穿刺点敷料更换不及时为真因。

（5）输液接头及附加装置维护不正确

依据该医院制定的查检标准，在 2015 年 1 月查检输液接头及附加装置维护情况。经过文献参阅和同级别医院借鉴，将输液街头及附加装置维护正确率目标值设置为98%。

验证步骤:2015年1月小组成员依据输液接头及附加装置选择、更换和维护查检标准,依据只要一项不符合标准即认定维护不正确的原则,1月份抽检观察ICU护士输液接头及附加装置维护总次数165次,执行不正确次数为25次。依据计算公式:

$$输液接头及附加\atop装置维护正确率 = \frac{输液及附加装置维护的正确频数}{输液及附加装置维护总次数} \times 100\%$$

计算得输液接头及附加装置维护正确率为85.85%,低于目标值。因此,认为输液接头及附加装置维护不正确是真因。

(6)缺少系统固定培训和缺少检查评价标准

查找科室工作记录,2014年科室培训共进行5次集体理论知识学习;6次中心导管置管和维护现场模拟学习和实践。到该医院ICU核查,ICU科室有2013年更新的中心静脉导管置管标准。因此,缺少系统固定培训和缺少检查评价标准均不是真因。

综上所知,手卫生依从性差、中心静脉导管维护不合格、输液接头及附加装置维护不正确和穿刺点敷料更换不及时为导致CLABSI发生率的真因,并针对以上4项真因拟定对策。

七、改进对策

1. 培训方式多样化

在改善前培训内容和培训方式的基础上,丰富了中心静脉导管相关知识的培训内容和培训方式。培训内容更加精细化,培训形式更加多样化。

(1)培训内容增加了手卫生、导管维护、穿刺部位的护理和导管留置和移除评估的具体操作内容,并录制教学视频,护理人员可在手机APP学习。

(2)每月开设1天中心导管相关护理措施现场模拟教学,每名ICU护理人员每季度至少参加一次学习,并计入绩效考核范围。

(3)结合中心导管维护指南制定中心导管换药标准化流程,张贴于科室走廊宣传栏。

（4）每年 4 次定期理论知识培训，包含中心导管相关血流感染预防策略、集束化护理措施、标准化护理操作流程。经考核优秀者给予奖金奖励。

2. 制定集束化护理措施

小组成员综合分析结合循证证据，制定了中心导管相关血流感染集束化护理措施方案，包含：手卫生、最大化无菌屏障、导管维护、穿刺部位护理和导管留置和移除的评估。

3. 加强指标监督力度

委派一名 ICU 科室护理人员，持续监测手卫生依从率、输液接头及附加装置维护正确率和中心静脉导管维护正确率三项指标数据，每季度上报护理部（图 4-3-6，图 4-3-7，图 4-3-8）。

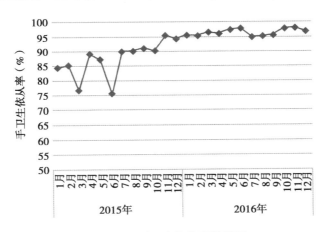

图 4-3-6　手卫生依从率监测图

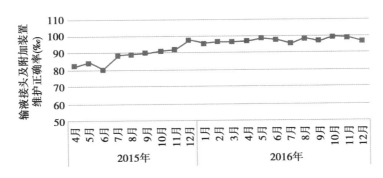

图 4-3-7　输液接头及附加装置维护正确率监测图

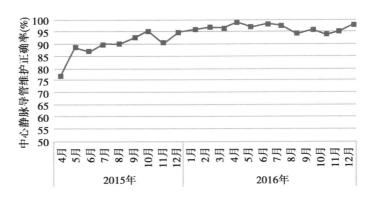

图 4-3-8　中心静脉导管正确率监测图

4. 设施配备

（1）使用一次性换药包，并配置专用换药车；

（2）ICU 科室所有的按压式水龙头更换为感应式水龙头。

八、结果

护理质量改善项目结果部分是对策实施效果的呈现。通过统计数据，将改善值与目标值、改善前数值和改善后数值进行对比，以确定对策是否有效。小组成员记录并汇总 2015 年每日的 ICU 插管患者例数，并记录 2015 年 ICU 发生中心导管相关血流感染患者例数，如下表 4-3-6：

表 4-3-6　2014 年和 2015 年 CLABSI 发生率对比表

年份	CLABSI 感染例数/例	中心导管插管总日数/d	CLABSI 感染率/（‰）
2014	10	2 597	3. 85
2015	1	1 923	0. 52

2015 年，该医院 ICU 的中心导管相关血流感染发生率由 2014 年的 3.85‰降为 0.52‰，降幅为 86.49%。如图 4-3-9 所示。

统计 2015 年全国和所属省份 CLABSI 发生率分别为 0.42‰和

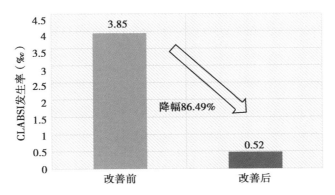

图 4-3-9　改善前后 CLABSI 发生率

0.39‰,该医院 CLABSI 发生率为 0.52‰,仍高于全国和省份水平,但是远低于目标值 1.03‰(图 4-3-10)。

$$目标达成率 = \frac{0.52‰ - 3.85‰}{1.03‰ - 3.85‰} \times 100\% = 118.09\%$$

$$进步率 = \frac{0.52‰ - 3.85‰}{3.85‰} \times 100\% = 86.49\%$$

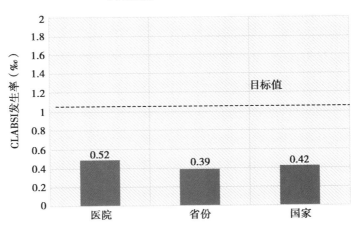

图 4-3-10　医院、省份、国家 CLABSI 发生率情况

因在 2014 — 2015 年护理质量项目改进期间,医院未实行新的医疗改进对策和标准,对策实施后,进步率和目标达成率较高,可认为采取的对策对降低 CLABSI 发生率是有效的。应注意的是,在此未考虑其他混杂因素。

小组成员除了统计 CLABSI 的相关指标数据外,同时统计了医院 ICU 科室的 VAP 和 CAUTI 发生率的相关指标,统计如图 4-3-11 所示。

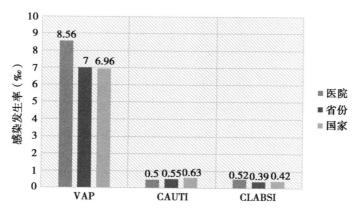

图 4-3-11 2015 年医院 ICU 感染发生率情况

对比 2014 年医院 ICU 感染发生率,2015 年感染发生率低于 2014 年水平。观察上图,对策实施后,CLABSI 发生率大幅度降低;CAUTI 发生率低于省份和国家水平;VAP 的发生率从 2014 年的 9.12‰降低为 8.56‰,降幅不明显,并且 2015 年 VAP 发生率高于同年份省级和全国水平。分析后可知:(1)CAUTI 的改善原因可能为本质量改善项目对策实施对其产生的影响,和 ICU 科室对控制 CAUTI 发生的护理措施的完善和进步。(2)本质量改善项目中的对策对降低 VAP 的发生率的效果有限,应探索降低 VAP 发生率的措施。因此,该医院 ICU 科室下一改善重点应降低 VAP 的发生率。

案例:提高护理人员手卫生依从率

一、背景

A 医院的心胸外科护理人员 20 名,其中男性 4 人,女性 16 人,为提高科室护理质量,保障患者安全,该科室打算针对科室目前存

在的问题进行质量改善。科室组建质量改善小组,共 9 名成员组成
(表 4-4-1)。

表 4-4-1　质量改善小组成员信息

序号	姓名	科室	职务	组内分工
1	A	心胸外科	护士长	组长
2	B	心胸外科	副护士长	秘书
3	C	心胸外科	护士	实施
4	D	心胸外科	护士	实施
5	E	心胸外科	护士	实施
6	F	心胸外科	护士	实施
7	G	心胸外科	护士	实施
8	H	心胸外科	护士	实施
9	I	心胸外科	护士	实施

二、主题选定

1. 选题过程

采取优先次序矩阵法评分,从上级政策重视程度、迫切性、可行性和圈能力 4 个维度对项目评价,给予各维度赋分,分别赋 1、3、5 分,计算各组员评分总和,分数最高者为优先选项主题。表 4-4-2 所示,手卫生依从性低得分为 148 分,得分最高。因此,本次质量改善项目的主题为"提高手卫生依从性"。

表 4-4-2　各主题评价得分

主题名称	上级政策	可行性	迫切性	圈能力	总分	顺序	选定
提高病人用药准确率	27	21	23	19	90	3	
提高手卫生依从性	45	37	35	31	148	1	√

191

续表

主题名称	上级政策	可行性	迫切性	圈能力	总分	顺序	选定
提高交接班完整率	35	25	29	21	110	2	
降低跌倒发生率	21	23	25	17	86	4	

评价说明				
分数	上级政策	迫切性	可行性	圈能力
1	不重视	不迫切	不可行	多部门配合
3	一般	一般	可行	一个部门配合
5	重视	不迫切	很可行	单独完成

2. 选题理由

医院院内感染是全球关注的医疗质量问题,院内感染可延长患者住院日,增加患者住院费用和病死率。而因医务人员大多数的医疗护理工作都是通过手完成,因此,医护人员的手成为医院感染的重要媒介。因此正确执行手卫生是预防医院院内感染的有效措施之一,但是,实际医院的手卫生的依从性并不乐观。国内外流行病学调查结果显示,国外医护人员的洗手依从性在 5%~81%;国内的洗手依从性仅约 50%。对于如何提高医护人员手卫生依从性,是医院管理者一直关注的问题。

3. 考核指标

手卫生依从率=实际执行手卫生次数/应执行手卫生次数×100%

三、活动计划表

本项目在 2018 年 1 月 1 日开始进行,依据时间计划,需 2018 年 6 月份完成本项目。

表 4-4-3　活动计划表

项目（what）	when 2018.1 ～ 2018.6（按周）	QC工具（how）	负责人（who）
主题选定	（2018.1 第1～2周）	优先次序矩阵	A
活动计划拟定	（2018.1 第2～3周）	甘特图	B
现状把握	（2018.1 第4周）	查检表	C
目标设定	（2018.1 第5周）	柏拉图	D
解析	（2018.2 第3周）		D
对策拟定	（2018.2 第4周）	鱼骨图	D
对策实施与检讨	（2018.3 第1周～2018.5 第2周）	头脑风暴	E
效果确认	（2018.5 第3～4周）	PDCA　柏拉图　雷达图　柱状图	F
标准化	（2018.6 第1周）		G
检讨与改进	（2018.6 第2周）		H

四、现状把握

1. 制作查检表

依据世界卫生组织提出的手卫生5时刻,制作简易手卫生查检表(表4-4-4)。

表 4-4-4 手卫生查检表

被检查人	手卫生时刻					洗手方式					时间
	接触患者前	在清洁/无菌操作之前	可能接触患者体液之后	接触患者之后	接触患者周围环境之后	干式洗手		水洗手		未洗手	
						正确	错误	正确	错误		

具体查检方式见表4-4-5,比如 A 使用干式洗手一次,通过观察洗手正确,则在干式洗手正确所对应的单元格中勾选。

表 4-4-5 手卫生查检表查检示例

被检查人	手卫生时刻					洗手方式					时间
	接触患者前	在清洁/无菌操作之前	可能接触患者体液之后	接触患者之后	接触患者周围环境之后	干式洗手		水洗手		未洗手	
						正确	错误	正确	错误		
A		√				√					8:15
A				√						√	8:30
B	√					√					8:30

被检查人	手卫生时刻					洗手方式					时间
	接触患者前	在清洁/无菌操作之前	可能接触患者体液之后	接触患者之后	接触患者周围环境之后	干式洗手		水洗手		未洗手	
						正确	错误	正确	错误		
B				√				√			8:45
……											

注:在相应的地方打√。

收集了 2017 年 12 月 15 日-12 月 29 日的科室护理人员洗手情况的数据,汇总手卫生不同时刻的洗手情况的结果见表 4-4-6。

表 4-4-6 科室护理人员洗手情况

时刻	发生次数	干洗	水洗	未洗手	洗手率
接触患者前	156	53	70	33	78.85%
在清洁/无菌操作之前	113	43	50	20	82.30%
可能接触患者体液之后	163	60	70	33	79.75%
接触患者之后	156	15	20	121	22.44%
接触患者周围环境之后	230	20	20	190	17.39%
合计	818	191	230	397	51.47%

查检发现,科室护理人员的手卫生依从率为 51.47%。

2. 改善前柏拉图

观察图 4-4-1 可知,接触患者周围环境之后,接触患者之后累计占比为 78.34%,根据二八原则,认为接触患者周围环境之后和接触患者之后是护理人员手卫生依从性比较差的重点时刻。

五、目标设定

1. 圈能力和改善重点(表 4-4-7)

195

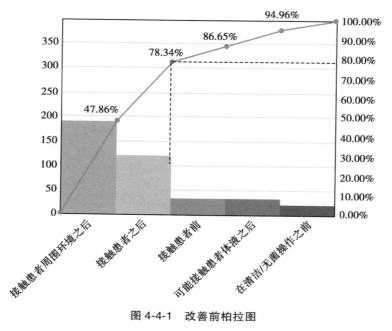

图 4-4-1 改善前柏拉图

表 4-4-7 圈能力评价表

组员	A	B	C	D	E	F	G	H	I
分值	5	5	3	3	5	3	1	3	3
评价标准	自己解决			需一个单位配合			需多家配合		
	5			3			1		
均分	3.44								

（1）改善重点：根据改善前柏拉图，可知改善重点为 78.34%。

（2）圈能力：圈能力依据所有成员得分评估得出。

9 名成员分别给予圈能力评分，取均分为 3.44 分，圈能力 = 3.44/5 * 100% = 68.8%。

2. 目标值（图 4-4-2）

目标值 = 现况值 + 改善值

= 现况值 + [（标准值 – 现况值）× 改善重点 × 圈能力]

= 51.47% + [（1 – 51.47%）× 78.34% × 68.8%] = 77.63%

六、解析原因

依据柏拉图确定的改善重点，可知接触患者周围环境之后和接触

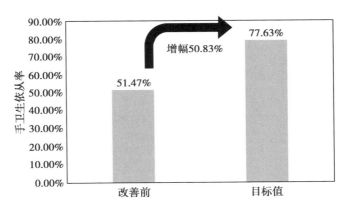

图 4-4-2 手卫生依从率目标值

患者之后手卫生依从率低是重点关注时刻,因两时刻手卫生依从率低的原因有相似之处,在解析原因时,本项目只对"接触患者周围环境之后手卫生依从率低"进行分析,并画出一张鱼骨图(图 4-4-3)。

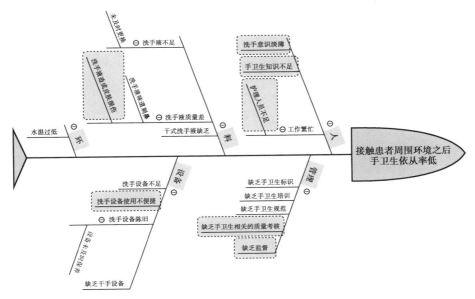

图 4-4-3 接触患者周围环境之后手卫生依从率低原因分析鱼骨图

1. 确定原因

9 名成员经过头脑风暴法,整理分析后共确定 5 个大原因,16 个中原因和 5 个小原因(表 4-4-8)。

197

表 4-4-8 要因评分表

编号	原因 大原因	中原因	小原因	成员投票 A	B	C	D	E	F	G	H	I	得分	要因
1	人	工作繁忙	护理人员不足	5	3	4	5	5	4	5	3	4	38	√
2		手卫生知识不足		5	4	3	3	2	5	3	4	2	31	√
3		洗手意识淡薄		5	5	4	4	3	3	5	5	5	39	√
4		洗手液不足		2	1	2	1	3	2	1	1	1	14	
5	料	洗手液质量差	洗手液造成皮肤损伤	2	5	4	3	3	4	4	5	4	34	√
6			洗手液味道刺鼻	3	1	2	3	1	2	1	2	1	16	
7		干式洗手缺乏		5	1	1	1	2	2	1	1	1	15	
8	环	水温过低		1	2	3	1	2	3	1	2	1	16	
9		缺乏手卫生标识	专业资质护士少	2	2	2	1	1	1	2	1	2	14	
10		缺乏手卫生培训		4	3	2	1	1	2	2	1	2	18	
11	管理	缺乏手卫生规范		3	2	1	2	1	2	3	2	1	17	
12		缺乏手卫生相关的质量考核		5	5	4	4	3	3	5	5	5	37	√
13		缺乏监督		5	5	4	4	5	4	3	5	5	40	√
14	设备	洗手设备不足		1	2	2	1	2	2	3	1	1	14	
15		洗手设备使用不便捷		5	5	4	4	3	3	5	5	5	37	√
16		洗手设备陈旧	设备未及时保养	1	2	1	2	1	3	1	2	3	16	
17		缺乏干手设备		1	2	1	1	1	1	1	1	1	10	

注：每名成员可评 1-5 分，5 分为最重要，1 分为最不重要。

2. 确定要因

9 名成员依据重要程度不同,对所有末端原因进行打分,依据得分高低确定出 7 项要因。

3. 真因验证

(1)洗手意识淡薄

2018 年 2 月对科室 20 名护士进行调查问卷,询问"您认为手卫生重要"、"您曾主动了解手卫生知识"、"您认为自己的手卫生观念强"、"您认为您同事的洗手观念强"。统计结果如下(图 4-4-4)。

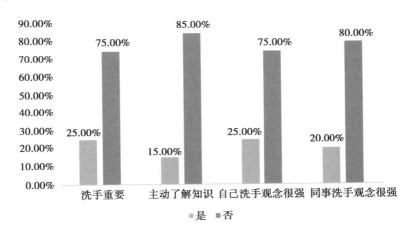

图 4-4-4　洗手认知得分

观察图 4-4-4,75% 及以上护士对手卫生的重要性持否定态度,可认为科室多数护士并未意识到洗手的重要性,认为"洗手意识淡薄"是真因。

(2)手卫生知识不足

2018 年 2 月,对科室 20 名护士进行知识问卷调查,并查检 20 名护士接触患者环境后手卫生依从率结果如下(表 4-4-9)。

依据表 4-4-9 制作散点图见图 4-4-5。从散点图中可知,科护理人员手卫生知识得分均较高,但接触患者环境后手卫生依从率均较低,直线相关关系不明显;另外 $R2 = 0.0456$,计算求得 pearson 相关系数 $r = 0.21$,手卫生知识得分与接触患者环境后手卫生依从率关系较弱,因此,认为手卫生知识得分不是接触患者环境后手卫生依从率低的真因。

表 4-4-9 手卫生知识得分和依从率统计表

护士编号	手卫生知识得分	依从率/（%）	护士编号	手卫生知识得分	依从率/（%）
1	99	0.56	11	99	0.54
2	95	0.6	12	96	0.36
3	96	0.71	13	97	0.58
4	98	0.48	14	95	0.52
5	97	0.56	15	94	0.64
6	92	0.66	16	93	0.61
7	93	0.62	17	90	0.54
8	89	0.54	18	99	0.63
9	97	0.49	19	97	0.5
10	98	0.39	20	95	0.4

注：手卫生知识得分总分为 100 分。

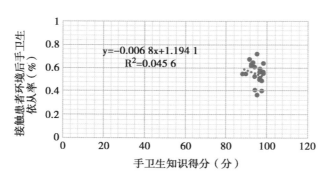

图 4-4-5 手卫生知识得分与接触患者环境后手卫生依从率散点图

（3）护理人员不足

在 2018 年 2 月 10 日，小组成员 E 查找了 2017 年 12 月份的护士班次和休假情况，发现 2 名护理人员于 2017 年 11 月份休产假，

12月份,2名护士离职,截止到2018年1月份并没有新入职护士进入科室。小组成员于2018年2月10日-2月12日,在不同的时间点查检护士接触患者环境后洗手情况,计算每时点的手卫生依从率,制作折线图见图4-4-6。在每天的9:00左右护理人员的接触患者环境后手卫生依从率低于其他时刻,依据科室工作模式,在上午9:00左右,护理人员完成晨交班,为护理人员最为繁忙、工作量最大时刻。因此,认为护理人员不足是接触患者环境后手卫生依从率低的真因。

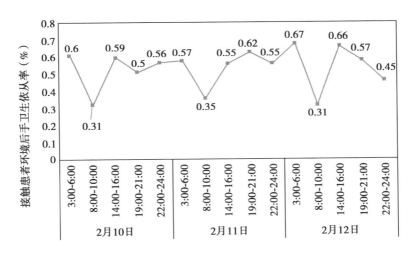

图4-4-6　接触患者环境后手卫生依从率

(4)缺乏手卫生相关的质量考核

2018年2月2日,成员小组人员B核查医院及科室相关制度和规范内容,无有关手卫生相关的考核指标。因此,缺乏手卫生相关的质量考核是真因。

(5)洗手液造成皮肤损伤

2018年2月8日-9日,成员小组C和I观察科室护理人员皮肤损伤情况发现,20名护理人员中,19名护理人员并未出现明显皮肤损伤情况,另外一名护理人员皮肤出现损伤的主要原因为热水烫伤。因此,可认为洗手液造成皮肤损伤不是真因。

（6）缺乏监督

2018 年 2 月 14 日,小组成员 C 查找医院和科室的相关监督制度和管理规范,未发现有关手卫生监督的相关内容。因此,认为缺乏监督是接触患者环境后手卫生依从率低的真因。

（7）洗手设备使用不便捷

2018 年 2 月 7 日,小组成员 D 查检现场洗手液放置位置,发现病区走廊未放置干式洗手液;病区水龙头均为手触式;未配备干手纸巾。因此,认为洗手设备使用不便捷是接触患者环境后手卫生依从率低的真因。

对 7 项要因——真因验证分析,最终确定洗手意识淡薄、护士人员不足、缺乏手卫生相关的质量考核、缺乏监督和洗手设备不便捷为影响接触患者周围环境后手卫生依从率低的真因。

七、对策拟定

见表 4-4-10。

表 4-4-10 对策拟定表

What	Why	How	Who	When	Where
问题点	重要原因	对策拟定	负责人	实施日期	地点
人员	洗手意识淡薄	手卫生培养试验	C	2018 年 3 月	科室
		手卫生标识			
	护理人员不足	设立机动护士	A	2018 年 3 月	科室
		增加人员配置			
管理	缺乏手卫生相关质量考核	建立手卫生考核标准	A	2018 年 3 月	科室
	缺乏监督	设立手卫生标兵			
设备	洗手设备不便捷	改善手卫生设施	D H	2018 年 3 月	科室

八、对策实施

见表 4-4-11。

表 4-4-11　对策实施表

对策编号 1	对策名称	手卫生培养试验
	主要因	洗手意识淡薄

对策 What how	改善前： 大家对手卫生不够重视 对策： 组织护士进行手卫生培养试验	对策实施： 负责人：C 实施时间：2018.3 内容：组织科室护士进行手卫生培养试验，分别做一下接触患者周围环境后未洗手和洗手细菌培养试验。
	P D / A C	
	对策处置： 确认有效	对策效果： 未洗手的菌落明显多于洗手的菌落，让护士有了直观的感受，加深了对洗手重要性的认识。 认为手卫生重要的占比 100% ———— 90% 50% 25% 0% 改善前　改善后

对策编号 2	对策名称	手卫生标识
	主要因	洗手意识淡薄

对策 What how	改善前：科室仅有水龙头前有手卫生标识 对策： 在更多地方张贴手卫生标识	对策实施： 负责人：C 实施时间：2018.3 内容： 制作多样的醒目的手卫生标识，张贴于科室，如病人床头，病房门后等。
	P D / A C	
	对策处置： 确认有效	对策效果： 这些标识能起到提示作用，忘记手卫生的情况变少。

对策编号3	对策名称	设立机动护士
	主要因	护理人员不足
对策 What how	改善前:早班 8:00-11:00 期间,责任护士工作繁忙,处理紧急事情时,经常忘记手卫生 对策: 设立机动护士	对策实施: 负责人:A 实施时间:2018.3 内容: 在责任护士之下,设立机动护士,协助责任护士处理高峰期的紧急情况,缓解高峰期护士人员紧缺的情况
	对策处置: 确认有效	对策效果: 机动护士减轻了高峰期护士的工作量

对策编号4	对策名称	增加人员配置
	主要因	护理人员不足
对策 What how	改善前:科室有两名护士怀孕请假,导致每名护士承担的工作量过多 对策: 申请增加护士	对策实施: 负责人:A 实施时间:2018.3 内容: 向领导申请增加 2~3 名护士
	对策处置: 确认有效	对策效果: 申请得到批准,科室增加 2 名护士,护理人员不足的情况得到了缓解

对策编号 5	对策名称	建立手卫生考核标准
	主要因	缺乏手卫生相关的质量考核内容

| 对策 What how | 改善前:无手卫生相关的质量考核内容
对策:
建立手卫生考核标准,纳入质量考核指标;
每月监测科室消毒剂、洗手液的使用情况 | 对策实施:
负责人:B
实施时间:2018.3
内容:
将手卫生执行情况纳入到科室的质量考核项目;
每月汇总科室速干手消毒剂、洗手液、干手纸巾等消耗,间接统计督查科室手卫生依从性; |
| | 对策处置:
确认有效 | 对策效果:
调整后,每月洗手液消耗量逐步增加,趋于稳定 |

P | D
A | C

对策编号 6	对策名称	设立手卫生标兵,监督执行手卫生
	主要因	缺乏监督

| 对策 What how | 改善前:无手卫生相关奖惩制度
对策:
每周选择一名护士作为手卫生标兵,监督执行手卫生 | 对策实施:
负责人:A
实施时间:2018.3
内容:
科室护士轮流当手卫生标兵,监督大家手卫生,大家公认表现好的给"优秀手卫生标兵"称号。 |
| | 对策处置:
确认有效 | 对策效果:
调整后,标兵积极监督大家的手卫生,履行职责,改善的11周内,10名护士获得了"优秀手卫生标兵"称号 |

P | D
A | C

对策编号 7	对策名称	改善手卫生设施
	主要因	洗手设备不便捷

对策 What how	改善前： 对策：完善科室手卫生设施，水龙头开关均为非手触式、并配备干手纸巾、洗手液 病区走廊、治疗车及病房配齐速干手消毒剂	对策实施： 负责人：DH 实施时间：2018.3 内容：向领导申请给予财政支持，为科室更换手卫生设备，购买干手纸巾、速干手消毒剂
	对策处置： 确认有效	对策效果： 调整后，对护理人员进行访谈，询问对手卫生设施的便捷性，均表示便捷。

九、效果确认

如图 4-4-7。

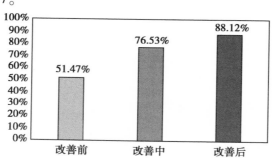

图 4-4-7　洗手依从率改善图

$$进步率（\%）=\frac{改善后数据-改善前数据}{改善前数据}$$

$$=（88.12\%-51.47\%）/51.47\%=71.2\%$$

$$目标达成率（\%）=\frac{改善后数据-改善前数据}{目标值-改善前数据}$$

$$=（88.12\%-51.47\%）/（77.63\%-51.47\%）=140\%$$

十、制定标准

本科室手卫生依从性得到明显改善,且无科室层面的特殊情况,因而改善经验可以推广到全院,全院推广措施如下:

1. 定期组织新入院护士进行手卫生培养试验;
2. 在床头、病房门前后、护士站等地方张贴手卫生标识;
3. 建立手卫生考核制度,将手卫生纳入科室考核指标;
4. 推行手卫生标兵制度;
5. 对全院手卫生设置进行统一整改,手龙头更换为非手触式,在病区走廊、治疗车及病房配齐速干手消毒剂。

十一、检讨与改进

见表 4-4-12。

表 4-4-12 检讨与改善表

活动项目	优点	缺点
主题选定	圈员能切实发现问题,选出主题与临床护理工作息息相关,迫切需要解决	选定主题在切合实际的基础上,力求多发现别人没发现的新问题
活动计划	按圈能力拟定可行性计划,圈员能够按计划、分工认真实施	部分步骤实际比预期时间不一致,但基本符合预期
现况把握	详细整理资料,收集数据	查检表工作量大,耗费人力较多,以后可考虑借助信息的工具
目标设定	圈员设定的目标符合实际,具有可行性	无
解析	QC 手法运用得当,深入分析	原因分析依然不够全面具体,5why 分析法有待提高
对策拟定	群策群力,对策可行性强	拟定的方法相对常规,创新力不够

续表

活动项目	优点	缺点
对策实施与检讨	对制定的对策,圈员都能够积极实施,发现问题及时反馈检讨	少数难以完成的对策,艰难克服
效果确认	圈运作全过程,圈员认真分析统计,达成预期目标	需要注意改善前后数据的可比性
标准化	将圈运作过程中的可行措施推广到全院	无